Sven-David Müller

DAS
KAUM
CHOLESTERIN
KOCHBUCH

Den Cholesterinspiegel in
4 - 8 Wochen deutlich senken

1. Auflage

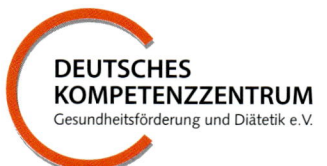

Empfohlen von
Deutschen Kompetenzzentrum
Gesundheitsförderung und Diätetik e.V.

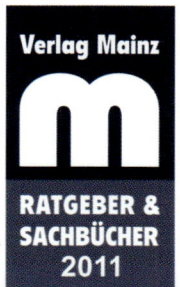

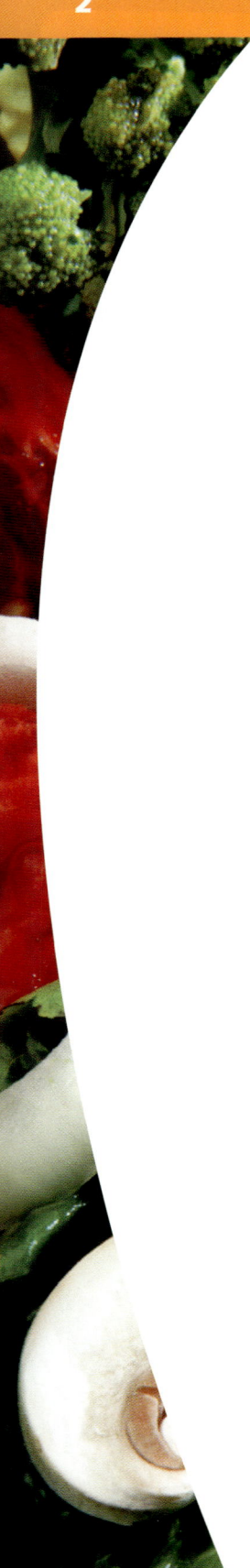

Inhaltsverzeichnis

Leichte Abendessen 71

Süße Köstlichkeiten für zwischendurch 86

Abkürzungen im Rezeptteil

EL = Esslöffel

TL = Teelöffel

Pck. = Päckchen

kg = Kilogramm

g = Gramm

mg = Milligramm

F. i. Tr. = Fettgehalt in der Trockenmasse

mF = mehrfach ungesättigte Fettsäuren

eF = einfach ungesättigte Fettsäuren

gF = gesättigte Fettsäuren

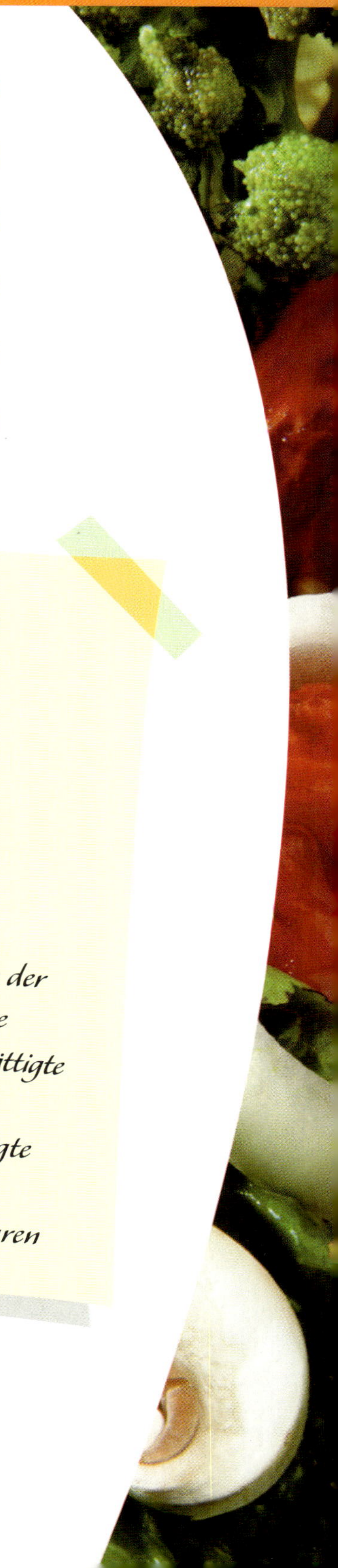

Vorwort von Prof. Hubertus Wietholtz

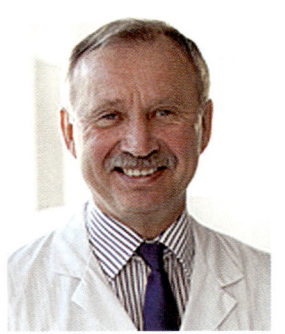

Fünfzig Prozent der Menschen in Deutschland sterben an Herz-Kreislauf-Erkrankungen, insbesondere an den Folgen des Herzinfarkts und der koronaren Herzerkrankung. Aktuellen Untersuchungen zufolge haben mindestens 60% der Menschen einen mehr oder weniger erhöhten Cholesterinspiegel. Herz-Gefäß-Krankheiten gehören zu denjenigen Erkrankungen, die im Zeitalter des Wohlstandes, in dem Über- und Fehlernährung sowie Bewegungsmangel weit verbreitet sind, immer häufiger werden. Eine gezielte Ernährungstherapie kann den Cholesterinspiegel senken und damit auch dem Herzinfarkt vorbeugen. Sie ist reich an langsam resorbierbaren Kohlenhydraten, Ballaststoffen, Vitaminen, Mineralstoffen, sekundären Pflanzenstoffen wie Phytosterinen, aber arm an gesättigten Fettsäuren und Transfettsäuren.

Mit seinen Tipps für ein „Anti-Cholesterinprogramm" sowie Herz- und Gefäßkranke präsentiert der Autor ein gelungenes Konzept, wie eine moderne Ernährungsphilosophie in die Praxis umgesetzt werden kann und so Ernährungs- und Pharmakotherapie sich sinnvoll ergänzen. Der Autor legt ein übersichtliches, für den Laien verständliches und hilfreiches Buch vor, das den derzeitigen ernährungsphysiologischen Status beschreibt.

Den zur Prophylaxe und Therapie im Zusammenhang mit einer Pharmakotherapie geeigneten Rezepten sind wichtige Diätempfehlungen vorangestellt. Kreative Koch- und Backrezepte erleichtern dem Patienten und seinen Angehörigen, ihr Ernährungsverhalten zu korrigieren, den Cholesterinspiegel effektiv zu senken und damit einen wichtigen Beitrag zur Gesunderhaltung von Herz und Gefäßen zu legen.

Das Kaum Cholesterin Kochbuch kann die individuelle Diät- und Ernährungsberatung durch Diätassistenten zwar nicht ersetzen, es stellt aber eine wichtige und gute Ergänzung dar. Ich wünsche dem Buch eine weite Verbreitung und den Lesern einen guten Appetit!

Prof. Dr. med. Hubertus Wietholtz
Direktor der Medizinischen Klinik II
(Gastroenterologie und Stoffwechselkrankheiten)
am Klinikum Darmstadt

Liebe Leserinnen, liebe Leser!

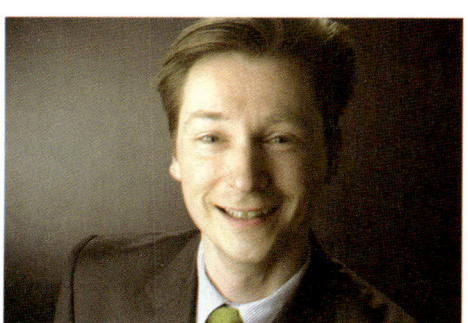

Wie in allen Industriestaaten sind die Herz-Kreislauf-Erkrankungen auch in Deutschland Volkskrankheit und Todesursache Nummer eins. Nach aktuellen Hochrechnungen ist jährlich mit rund 147 000 Herzinfarkten bei Männern und 131 000 Infarkten bei Frauen in Deutschland zu rechnen. Die wichtigsten Risikofaktoren, die auch zum Teil einander beeinflussen, sind bekannt: Übergewicht, falsche Ernährungsgewohnheiten, regelmäßiger Alkoholkonsum, mangelnde Bewegung, Rauchen, unzureichend behandelter Bluthochdruck, erhöhte Blutfettwerte und Diabetes mellitus. Bis zu 70 Prozent der Schlaganfälle, Herzinfarkte und anderen Gefäßverschlüsse lassen sich durch eine gesunde Lebensweise verhindern. 60 Prozent der Menschen in Deutschland haben erhöhte Cholesterin-Werte. Je höher der Cholesterinspiegel und der Blutdruck sind, desto größer ist die Gefahr, einen Herzinfarkt und/oder Schlaganfall zu erleiden. Der Cholesterinspiegel ist der entscheidende Risikofaktor für Herz und Gefäße.

Dieses Buch zeigt Ihnen, wie Herz-Gefäß-Krankheiten entstehen und wie Sie mit einer geeigneten Ernährungstherapie vorbeugen können. Innerhalb 4-8 Wochen ist es in diesem Buch beschriebenen „Anti-Cholesterinprogramm" möglich, den Cholesterinspiegel deutlich zu senken. Das Buch enthält auch wichtige Informationen zu den neuesten Erkenntnissen aus dem Bereich der Ernährungsmedizin, den sekundären Pflanzenstoffen (Phytosterinen/Pflanzensterine), die den Cholesterinspiegel wirksam senken. Es zeigt Ihnen, wie Sie durch bestimmte Ballaststoffe das gefäßschädigende LDL-Cholesterin senken können. Wer gezielt sein Ernährungsverhalten umstellt und mehr Bewegung in sein Leben bringt, kann den Cholesterinspiegel um bis zu 30 Prozent senken. Selbst Cholesterinwerte von 300 mg/dl sind allein dadurch und ohne Medikamente beherrschbar. Wichtig ist, dass Sie regelmäßig Ihren Cholesterinspiegel messen lassen. Inzwischen gibt es in der Apotheke rezeptfrei einen CholesterinCHECK, der die Messung von Gesamtcholesterin und HDL sowie die Bestimmung des LDL ermöglicht. Wenn Sie die Tipps in diesem Buch beachten, können

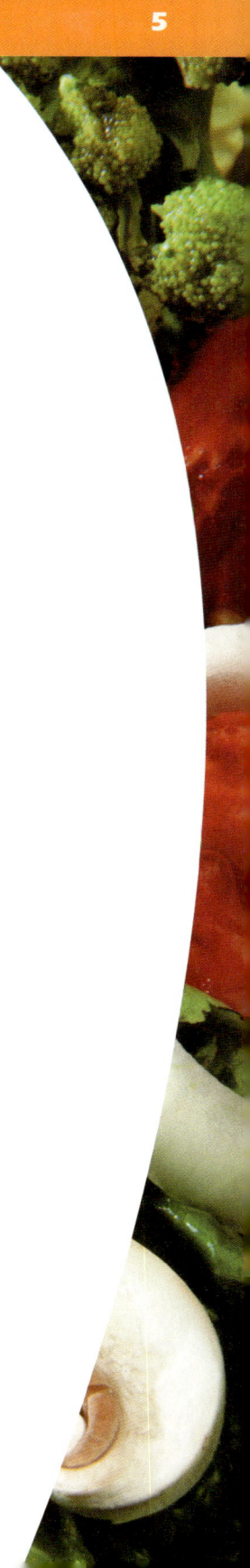

Sie Ihren Cholesterinspiegel innerhalb von vier bis acht Wochen um bis zu 30 Prozent senken.

Lecker essen und trotzdem Gutes für Herz und Gefäße tun sowie dem (erneuten) Herzinfarkt vorbeugen – unter diesem Motto steht mein Kochbuch. Es beweist Ihnen, dass gesunde Ernährung köstlich schmecken kann. Meine kreativen und abwechslungsreichen Rezepte habe ich in meiner Lehrküche ausprobiert und meinen Patienten empfohlen. Die Rezepte schmecken der ganzen Familie, tun allen gut und sind kombiniert mit hilfreichen Informationen über Gefäße, das Herz und den Herzinfarkt. Das Buch bietet Ihnen viele Anregungen und verführt zum Nachkochen und Nachbacken. Wenn Sie Fragen oder Anregungen haben, melden Sie sich per Post (siehe unten) oder E-Mail (diaetmueller@web.de) bei mir. Ich helfe Ihnen gerne weiter. Viel Spaß dabei und guten Appetit wünscht Ihnen

Sven-David-Müller, M.Sc.
Master of Science in Applied Nutritional Medicine
(angewandte Ernährungsmedizin),
staatlich anerkannter Diätassistent
und Diabetesberater DDG (Deutsche Diabetes Gesellschaft)

Autorenanschrift:
Sven-David Müller, M.Sc.

Zentrum und Praxis für Ernährungskommunikation,
Diätberatung und Gesundheitspublizistik (ZEK)

Haddamshäuser Weg 4a
35096 Weimar an der Lahn

diaetmueller@web.de
www.svendavidmueller.de

Grundlagen

Mindestens 60 Prozent der Menschen in Deutschland haben erhöhte Cholesterinwerte. Viele Menschen lassen Ihren Cholesterinspiegel nur einmal jährlich oder überhaupt nicht messen. Das kann zu einem Risiko werden. Ein Herzinfarkt und arterielle Verschlusskrankheiten sind kein schicksalhaftes Ereignis, sondern lassen sich durch gezielte Vorsorgemaßnahmen verhindern. Am wirkungsvollsten ist es, seinen Lebensstil schon in jüngeren Jahren so zu verändern, dass es nicht nur im fortgeschrittenen Alter nicht zur Entstehung von Gefäßverengungen kommen kann.

Und wenn Sie schon einen Herzinfarkt hatten, sollten Sie noch viel entschiedener auf eine gesunde Lebensweise achten, das heißt: Ernähren Sie sich ausgewogen und fettarm und sorgen Sie gleichzeitig für möglichst viel Bewegung! Das in diesem Buch beschriebene Anti-Cholesterinprogramm hat sich in meiner Praxis und meiner Ernährungssprechstunde an der Universitätsklinik Aachen bestens bewährt. Achten Sie auf Ihren Cholesterinspiegel!

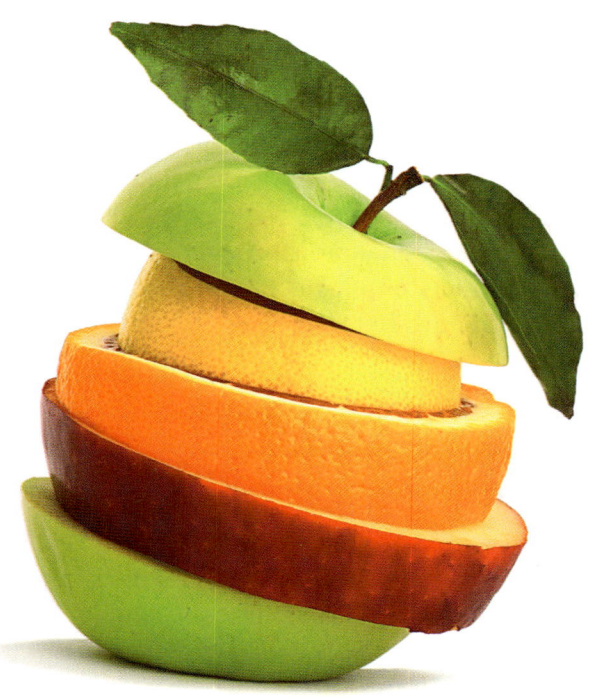

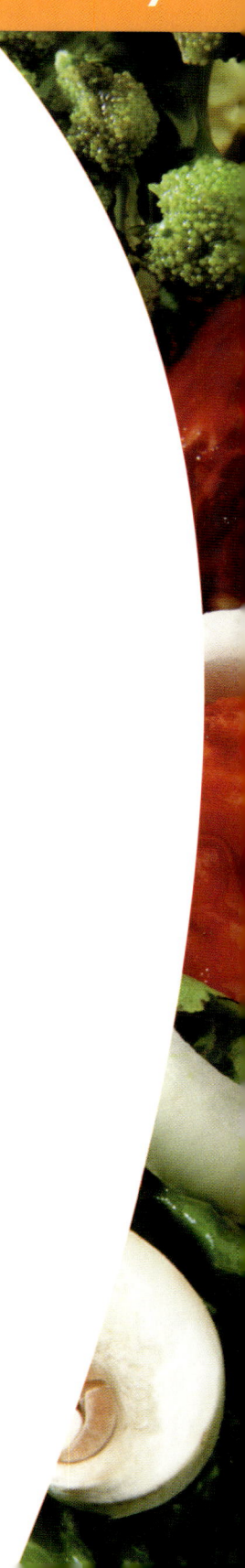

Wie Herz und Gefäße funktionieren

Cholesterin ist ein Risikofaktor für Herz und Gefäße. In Deutschland sterben jährlich 80 000 Menschen an einem akuten Herzinfarkt. Nach wie vor steht diese Erkrankung mit an der Spitze der Todesursachen. Angina Pectoris, Herzinfarkt und plötzlicher Herztod sind eine Folge von Arteriosklerose an den Herzkranzgefäßen – eine Krankheit, die in der Regel verschiedene Ursachen hat: Neben der individuellen Veranlagung können Übergewicht, Rauchen, übermäßiger Alkoholkonsum, Bewegungsmangel, eine Fettstoffwechselstörung, Diabetes mellitus und vor allem auch Bluthochdruck Risikofaktoren für den Herzinfarkt sein. Doch um zu verstehen, wie es zum Herzinfarkt kommen kann, ist es zunächst wichtig zu wissen, wie Herz und Gefäße funktionieren.

Das Herz – der Motor des Lebens

Das Herz liegt zwischen den beiden Lungenflügeln. Es hat etwa die Größe einer Faust und wiegt bei Männern durchschnittlich 300 Gramm, bei Frauen 220 Gramm. Nach hinten grenzt es an die Speiseröhre an. Die Unterseite des Herzens ruht auf dem Zwerchfell.

Das Herz ist ein muskuläres Hohlorgan, also ein Muskel, der einen Hohlraum hat. Durch diesen Hohlraum wird das Blut vom Muskel Herz in die Arterien gepumpt. Der Herzmuskel hat vier Räume: zwei Vorhöfe (jeweils rechts und links) sowie zwei Kammern (rechts und links). Die Herzklappen regeln die Flussrichtung des Blutes. Die Muskulatur der Herzwand wird von den sogenannten Herzkranzgefäßen, den Koronararterien, mit sauerstoffreichem Blut versorgt. Sauerstoffreiches Blut fließt über die Lungenvenen zum linken Vorhof des Herzens.

Das Herz ist fast symmetrisch aufgebaut. Es wird durch eine Scheidewand in eine rechte und eine linke Herzhälfte unterteilt. Das Blut gelangt zunächst zur rechten Herzhälfte. Von hier strömt es über ein wegführendes Gefäß (Lungenarterie) zur Sauerstoffaufnahme in die Lunge. Das sauerstoffreiche Blut aus der Lunge fließt in den Lungenvenen zur linken Herzhälfte, verlässt es von hier über die Körperarterien und strömt dann in alle Organe des Körpers. Es mündet in ein Netz dünnwandiger Gefäße (Kapillaren), durch die jeder Zelle des menschlichen Körpers Nährstoffe und Sauerstoff für den Stoffwechsel zur Verfügung gestellt werden.

Damit das Herz Blut in den Körper pumpen kann, zieht sich die Herzmuskulatur im rhythmischen Wechsel zusammen und erschlafft. Dazu müssen die Tätigkeiten der verschiedenen Herzteile aufeinander abgestimmt sein. Das geschieht durch elektrische Impulse, die im sogenannten Sinusknoten, dem »natürlichen Herzschrittmacher«, im rechten Herzvorhof entstehen und über ein Erregungsleitungssystem von den Nerven auf die Muskulatur verteilt werden.

Wie kann Ihr Arzt die Herztätigkeit überprüfen?

- Die elektrischen Vorgänge im Herzmuskel sind im Elektrokardiogramm (EKG) für den Kardiologen, den Facharzt für Herz-Gefäß-Krankheiten, zu erkennen. Das EKG zeichnet die elektrischen Veränderungen auf, die durch die Erregungsausbreitung, nicht durch die Kontraktion der Herzmuskeln selbst, entstehen. Es gibt unter anderem Auskunft über die Lokalisation von Herzinfarkten.

- Herztöne (Schallwellen, die bei der Kontraktion und Erschlaffung des Herzens entstehen) und Herzgeräusche hört der Arzt mit dem Stethoskop ab. Herzgeräusche geben Hinweise auf Erkrankungen des Herzens und der Herzklappen.

- Er misst das Herzminutenvolumen – den Puls: Füllung und Kontraktion des Herzens wiederholen sich beim Erwachsenen rund 70 Mal in der Minute. Mit jedem Herzschlag pumpt das Herz 70 ml Blut in die Aorta. Das Herzminutenvolumen beträgt also knapp fünf Liter, das entspricht etwa der gesamten Blutmenge des Menschen. Das zirkulierende Blutvolumen beträgt beim Erwachsenen durchschnittlich sieben Prozent seines Körpergewichts. Eine Zunahme des Herzminutenvolumens erhöht den Zufluss zum arteriellen System und damit den Blutdruck.

i **INFO**

Herzschrittmacher dienen vor allem zur Einstellung einer normalen Herzfrequenz. Dazu werden Reizelektroden über die Vene in das Herzgewebe gelegt.

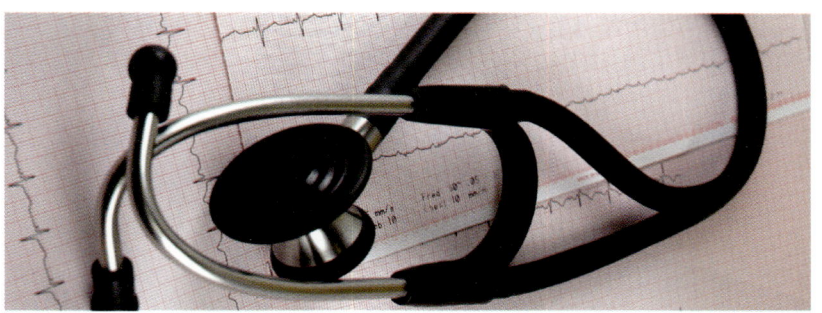

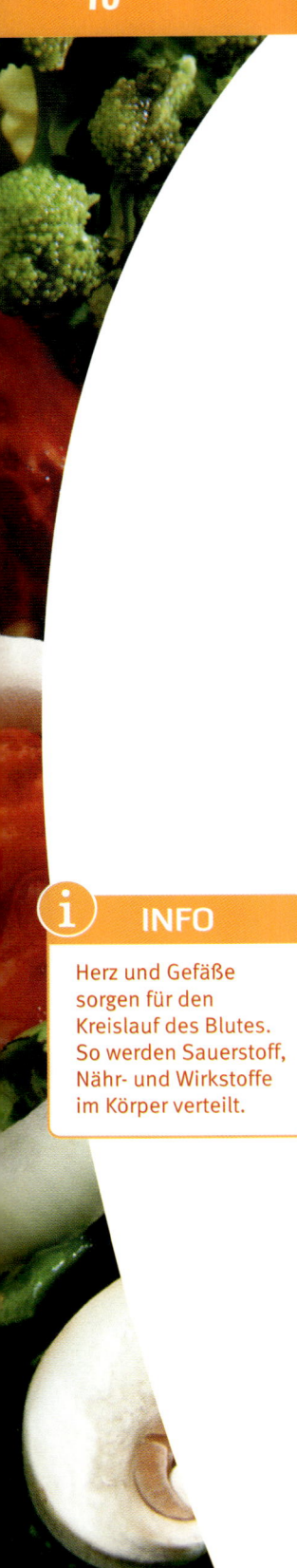

Das Transportsystem: die Blutgefäße

Das Blut erreicht über das Kreislaufsystem alle Organe und versorgt sie mit lebenswichtigen Stoffen. Ohne den Transport von Sauerstoff und Blutzucker sowie Eiweißen (Proteinen), Fetten (Lipiden), Vitaminen (fett- und wasserlösliche), Mineralstoffe (Mengen- und Spurenelemente), Flüssigkeit, Stoffwechsel-Endprodukten und Schadstoffen könnte der menschliche Organismus nicht existieren. Auch Cholesterin und Triglyzeride werden über das Blutgefäßsystem transportiert. Dieser Transport findet über das Blutgefäßsystem und die Lymphgefäße statt. Das Blutgefäßsystem ist sozusagen die »Benzinleitung« des menschlichen Motors für Milliarden von Körperzellen, die ver- und deren Abfallstoffe entsorgt werden müssen. Die Strömung des Blutes hält den Kreislauf aufrecht. Durch die Pumptätigkeit des Herzens gelangt das Blut über die Arterien zu den Organen. Von hier fließt es über Venen zum Herzen zurück. Der Gasaustausch findet in den Lungenbläschen statt. Hier wird Kohlendioxid über die Luft beim Ausatmen aus dem Blut ausgeschieden und Sauerstoff durch die Luft beim Einatmen in das Blut aufgenommen.

Der Wandbau der Blutgefäße

Wie die Herzwand bestehen auch die Blutgefäßwände (der Arterien, aber auch der Venen) mit Ausnahme der kleinsten Blutgefäße (Kapillaren) aus drei Schichten: der inneren Schicht (Intima), bestehend aus sogenannten Endothelzellen mit anliegenden Bindegewebsfasern, der mittleren Schicht (Media) und der äußeren Schicht (Adventitia). Die häufigste Veränderung der inneren Schicht der Arterien - umgangssprachlich oft als Schlagadern bezeichnet - ist die Arteriosklerose. Sie ist gekennzeichnet durch unnatürliche Cholesterin-, Fett- und Mineralieneinagerungen. Dies führt zu einem Elastizitätsverlust und Einengungen, im Extremfall bis zum völligen Gefäßverschluss (siehe Seite 16 ff.). Ein erhöhter LDL-Wert im Blut führt zur Verkalkung und damit Verengung der Arterien. Ein Verschluss am Herzen führt zum Herzinfarkt. Ein Verschluss der hirnversorgenden Gefäße zum Schlaganfall.

Risikofaktoren für Herz und Gefäße

Einer der schwerwiegendsten Risikofaktoren für Herz und Gefäße ist das Rauchen. Schon nach zwei Jahren ohne Zigarette können ehemalige Raucher sich freuen: Das Risiko für einen Herzinfarkt nähert sich bereits dem eines Nichtrauchers. Es lohnt sich also immer, mit dem Rauchen aufzuhören! Die Krankenkassen unterstützen die Rauchentwöhnung.

Fast 20 Millionen Menschen in Deutschland leiden an erhöhtem Blutdruck. Dennoch wird diesem wichtigen Risikofaktor noch immer nicht die notwendige Aufmerksamkeit entgegengebracht. Kennen Sie Ihren Blutdruck?

Insbesondere ein erhöhter Blutfettspiegel kann krankhafte Veränderungen der Blutgefäße auslösen. Die meisten Fettstoffwechselstörungen treten im Zusammenhang mit Übergewicht, Bewegungsmangel und einem erhöhten Alkoholkonsum auf. Aber auch durch Stoffwechselstörungen kann es zu erhöhten Blutfettwerten kommen. Unter dem Begriff Blutfettwerte werden Cholesterin und Triglyzeride zusammengefasst. Zu den Blutfettwerten gehören auch HDL, LDL und VLDL. Regelmäßiges testen des Cholesterinspiegels ist wichtig, sofern nicht nur das Gesamtcholesterin, sondern auch das gefäßschützende HDL und das gefäßschädigende LDL mitbestimmt werden. Inzwischen gibt es auch Möglichkeiten, diese Werte zuhause zu messen.

Besonders Diabetiker sind von Erkrankungen der Blutgefäße betroffen. Sie sollten in verstärktem Maße Vorsorge treffen. Die konsequente Behandlung und Normalisierung der Blutzuckerwerte hilft, einem Herzinfarkt vorzubeugen.

Ähnliches gilt für Menschen mit Herzrhythmusstörungen. Eine spezielle Form von Herzrhythmusstörungen, das sogenannte Vorhofflimmern, kann zu einer koronaren Herzerkrankung (KHK = krankhafte Veränderung der Koronararterien) bzw. einem Herzinfarkt führen. Herzrhythmusstörungen wie auch Diabetes mellitus können medikamentös gut behandelt werden. Bei Herzrhythmusstörungen hat sich die Einnahme von Omega-3-Fettsäuren, L-Carnitin sowie Q10 bewährt. Wer einen gesunden Lebensstil pflegt und dabei vor allem auf seine Gefäße achtet, kann mit großer Wahrscheinlichkeit ein hohes Alter bei guter Gesundheit erreichen!

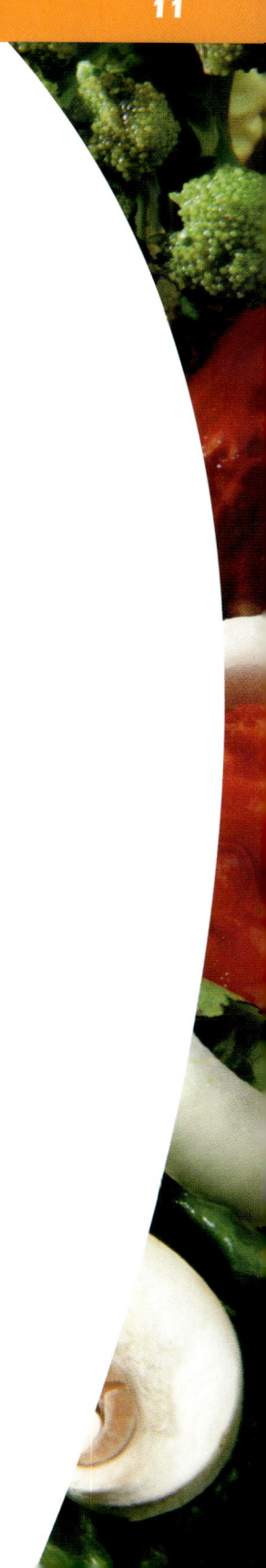

Menschen, bei denen einer oder mehrere dieser Faktoren vorhanden sind, sollten unbedingt Vorsorgemaßnahmen treffen und die Anzahl ihrer Risikofaktoren schrittweise verringern.

RISIKOFAKTOREN FÜR HERZINFARKT UND GEFÄSSVERSCHLÜSSE
Fettstoffwechselstörungen (Dyslipidämien wie erhöhte LDL-Werte, erniedrigtes HDL)
Bluthochdruck (Hypertonie)
Diabetes mellitus (Zuckerkrankheit)
Vorhofflimmern
Rauchen
Alkohol
Fehlernährung und Übergewicht/Adipositas
Bewegungsmangel
familiäres Risiko
Alter
Stress
erhöhter Homocysteinspiegel

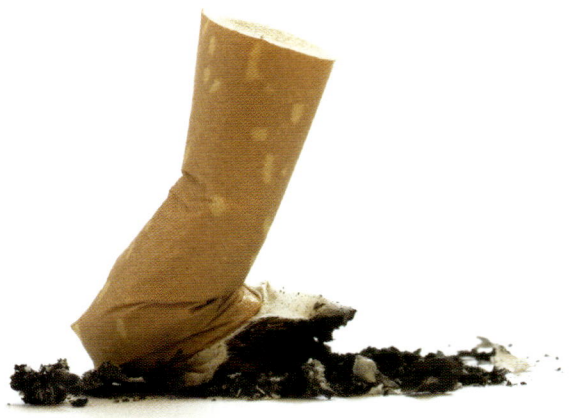

Rauchen ist ein Risiko für das Herz und die Gefäße

Herzinfarkt und
was dazu führen kann

Erhöhter Blutdruck (Hypertonie/Hypertonus) kommt in unserer Wohlstandsgesellschaft sehr häufig vor. Fast 20 Millionen Menschen in Deutschland sind davon betroffen. Die meisten von ihnen wissen aber nichts von ihrer Krankheit, da sie zunächst keinerlei Beschwerden verursacht. Der Arzt stellt den erhöhten Blutdruck oft nur zufällig, bei einer Routineuntersuchung, fest. Die Hypertonie ist eine der Hauptursachen für schwere, oftmals tödlich verlaufende Herz-Kreislauf-Erkrankungen. Über die Hälfte der Menschen mit Bluthochdruck entwickelt eine Arteriosklerose. Wenn zudem noch weitere Risikofaktoren wie beispielsweise Rauchen, Diabetes oder erhöhte Blutfettwerte hinzukommen, steigt die Gefahr, einen Herzinfarkt zu erleiden. Lassen Sie es nicht so weit kommen!

Risikofaktor Bluthochdruck (Hypertonie)

Der größte Feind der Blutgefäße ist ein hoher Blutdruck. Bei einem gesunden Menschen pumpt das Herz über die Gefäße den Blutstrom in die Organe des Körpers und stellt dabei durch ständigen Ausgleich einen optimalen Versorgungsdruck her. Werden die Blutgefäße durch Ablagerungen verengt oder starr, können die verschiedenen Regionen des Körpers nicht mehr optimal versorgt werden. Das Herz versucht nun, die Engpässe durch eine stärkere Pumparbeit auszugleichen. Dadurch steigt die Blutdruckbelastung an.

In den Arterien, durch die das Blut zu den Organen fließt, herrscht ein höherer Druck (= Blutdruck) als in den Venen, durch die das Blut die Organe verlässt.

Menschen mit hohem Blutdruck haben häufig eine rötliche Gesichtsfarbe und schwitzen leicht. Ein erhöhter Blutdruck verursacht zunächst keine oder kaum wahrnehmbare Beschwerden. Daher wird er oft erst erkannt, wenn bereits die Gefäße geschädigt sind und sich Anzeichen für eine Herz-Kreislauf-Erkrankung bemerkbar machen: Atemnot, Schwindel, Ohrensausen, Brustenge oder Kopfschmerzen. Permanenter Bluthochdruck lässt die Gefäße vorzeitig altern, macht sie starr und brüchig – ein Herzinfarkt ist

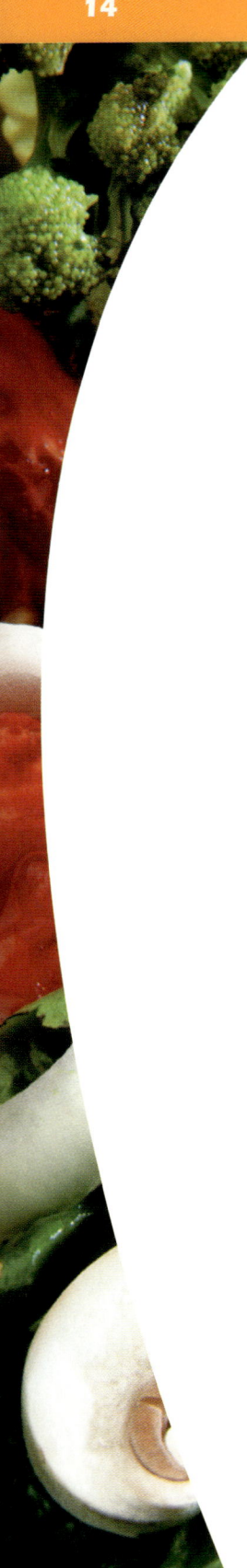

häufig die lebensbedrohliche Folge. Darum gilt: Ein erhöhter Blut-druck ist wie erhöhte Blutfettwerte oder Blutzuckerwerte in jedem Fall behandlungsbedürftig!

Wie wird der Blutdruck gemessen?

Hoher Blutdruck ist einfach und völlig schmerzlos durch eine Blut-druckmessung, in der Regel mit einer Armmanschette, feststellbar. Wenn der Herzmuskel sich zusammenzieht und Blut ausstößt (die-sen Vorgang nennt man Systole), ist der Druck besonders hoch. Da-her nennt man diesen oberen Wert (1. Wert) den systolischen Blut-druck. Zwischen zwei Herzschlägen, wenn das Herz erschlafft und sich wieder mit neuem Blut füllt (bei der sogenannten Diastole), ist der Blutdruck niedriger. Dieser untere Wert (2. Wert) heißt diasto-lischer Blutdruck. Beide Werte werden bei der Blutdruckmessung festgestellt. Oftmals steht hinter den Blutdruckwerten mmHg. Das doppelte m steht dabei für Millimeter. Die ersten Blutdruckmessge-räte hatten eine Quecksilbersäule (Hg = Quecksilber), die die Druck-entwicklung in Millimetern ablesbar macht.

Wie hoch sollte der Blutdruck sein?

Als Normalbereich beim Erwachsenen gilt ein Maximum von 100 bis 130 mmHg und ein Minimum von 60 bis 80 mmHg. Die Blut-druckdifferenz zwischen Systole und Diastole beträgt ungefähr 50 mmHg. Diese Werte gelten für den Ruhezustand. Sie können bei körperlicher oder psychischer Belastung erheblich schwanken. Daher sollte die Diagnose Hypertonie prinzipiell nur nach einer 24-Stunden-Blutdruckmessung geschehen. Dabei erhält der Pati-ent ein Messgerät und eine Manschette, das die Blutdruckergeb-nisse über 24 Stunden misst und speichert.

BLUTDRUCK-BEWERTUNG:			
Normal	unter 130	zu	85 mmHg
Milde Hypertonie	140 bis 159	zu	90 bis 99 mmHg
Mittlere Hypertonie	160 bis 179	zu	100 bis 109 mmHg
Schwere Hypertonie	180 bis 209	zu	110 bis 119 mmHg
Schwerste Hypertonie	über 210	zu	120 mmHg

Blutdruckregulation

Die Höhe des Blutdrucks hängt von verschiedenen Faktoren ab. Wichtig ist insbesondere unsere Aktivität, denn je mehr unsere Muskeln arbeiten müssen, desto mehr Blut muss das Herz durch die Adern pumpen, und damit steigt der Blutdruck. Außerdem ist entscheidend, wie viel Widerstand die Arterien dem Blut entgegensetzen: Sind die Gefäße verkalkt, ist ihr Durchmesser kleiner und dadurch steigt der Druck. Ein gesundes Blutgefäß kann durch die Gefäßmuskulatur den Durchmesser aktiv verkleinern und vergrößern. Ein »verkalktes« Gefäß kann das nicht. In ihm ist der Druck immer hoch. Ein weiterer bestimmender Faktor für den Blutdruck ist die Blutmenge im Körper: Viel Blut bedeutet höherer Blutdruck. Dieser Aspekt spielt besonders bei übergewichtigen Personen eine entscheidende Rolle.

Welche Ursachen hat die Hypertonie?

Bei manchen Menschen ist der Bluthochdruck die Folge einer Krankheit. Das nennt der Arzt »sekundären Hypertonus«. Am häufigsten wird diese Form durch Nierenerkrankungen, hormonelle Störungen und Diabetes mellitus hervorgerufen. Jedoch haben nur zehn Prozent der Bluthochdruckpatienten die Diagnose »sekundärer Hypertonus«.

Viel häufiger ist der primäre oder auch essenzielle Hypertonus. Diese Form des Bluthochdrucks ist dadurch gekennzeichnet, dass der Arzt keine organische Ursache finden kann. Meist sind ungünstige Lebensbedingungen wie Überernährung, Rauchen, Stress und Bewegungsmangel die Gründe. Versuchen Sie diese vier »Sünden« zu vermeiden! Weitere Risikofaktoren für den essenziellen Bluthochdruck sind Alkohol, oft auch eine erblich bedingte Veranlagung sowie Arteriosklerose.

Behandlung der Hypertonie

In erster Linie muss der Arzt prüfen, ob hinter der Hypertonie eine Krankheit steckt. Kann er diese finden und behandeln, normalisiert sich der Blutdruck. Liegt jedoch ein essenzieller Hypertonus vor, hilft eine medikamentöse Therapie – und natürlich eine Umstellung der Lebensgewohnheiten! Die Wahrscheinlichkeit ist groß, dass mit dem Übergewicht auch der erhöhte Blutdruck schwindet. Bewe-

INFO

Situationsbedingt darf der Blutdruck ansteigen. Das trifft beispielsweise zu, wenn Sie dem Bus hinterherlaufen müssen. Ein vorübergehender Bluthochdruck kann auch psychische Ursachen haben: Wenn Sie sich über Ihren Chef aufregen, sorgen Hormone dafür, dass Ihr Blutdruck steigt. Sogar Werte über 200 mmHg sind dann kurzfristig möglich und durchaus noch normal.

gung, weniger Stress und der Verzicht auf Alkohol und Zigaretten gehören ebenfalls zu den blutdrucksenkenden Maßnahmen. Wichtig ist eine pflanzenorientierte Kost sowie die richtige Wahl der Fette. Vorzuziehen sind Fette mit einem hohen Anteil ein- und mehrfach ungesättigter Fettsäuren, insbesondere Omega-3-Fettsäuren (siehe Seite 29 ff.). Oft reichen jedoch die geschilderten Maßnahmen nicht aus, den Blutdruck auf Normalwerte zu bringen. Dann ist es erforderlich, Medikamente einzunehmen.

Risikofaktor Arteriosklerose

Die Arteriosklerose ist die häufigste krankhafte Veränderung der Arterien, die sich aus einer chronischen Entzündung der Innenwand der Arterie entwickelt. Die Gefäße verhärten, verengen sich und verlieren ihre Elastizität. Ist ein Gefäß, dass das Gehirn mit Blut versorgt, betroffen, so kommt es zum Schlaganfall. Sind die Herzkranzgefäße von Arteriosklerose betroffen und verschließen sie sich, droht der Herzinfarkt. Alle Funktionseinschränkungen der Herzkranzgefäße fallen unter den Sammelbegriff »koronare Herzkrankheit« (KHK). Dazu zählt auch die Angina Pectoris, die mit Atemnot und Engegefühl um den Brustkorb herum Todesangst erzeugt und oft die Vorstufe zum Infarkt ist. Frühwarnzeichen, mit denen sich arteriosklerotische Krankheiten ankündigen, sind selten. Kommt es erst einmal zu Herzbeschwerden, Atemnot, Durchblutungsstörungen der Beine und kleinen Schlaganfällen, ist die Gefäßverkalkung in der Regel schon weit vorangeschritten. Erhöhte Blutfettwerte sind ein wichtiger Risikofaktor für die Entstehung der Arteriosklerose. Daher ist es auch wichtig, die Blutfettwerte regelmäßig zu testen.

Wie entsteht Arteriosklerose?

Unsere Arterien sind innen mit einer feinen Schicht ausgekleidet – dem Gefäß-Endothel. Substanzen im Blut wie LDL-Cholesterin (siehe Seite 43 f.) oder Sauerstoffradikale schädigen die Endothelzellen, die sich schließlich entzünden. Das macht die Arterienwände rau. Der Körper versucht zu reparieren und legt eine Schicht darüber. Dadurch wird das Gefäß enger. Durch die wiederholte Entzündung wird das Endothel immer anfälliger und durchlässiger, immer mehr Cholesterin kann in die Gefäßwand eindringen.

Zu viel Fett in Form von Lipoproteinen im Blut führt im Verlauf der Jahre dazu, dass auch diese in die Gefäßwände von Arterien eingelagert werden. LDL transportiert reichlich Cholesterin in den gesamten Körper. Ist der LDL-Spiegel hoch, fördert das die Arteriosklerose. Reißt eine Gefäß-Wand, werden fettreiche Schaumzellen freigesetzt. Als Fettthrombus oder Fettpropfen können sie das Gefäß schlagartig verschließen. Es kommt zum Schlaganfall, Herzinfarkt oder zum Verschluss anderer Arterien, beispielsweise im Bein.

Fett- und Cholesterinablagerungen in Arterien bezeichnet der Mediziner als »Plaques«. Sie werden von Bindegewebe eingeschlossen und verkalken - daher die Bezeichnung Arterienverkalkung. So verschwindet durch die oben beschriebenen Prozesse nach und nach die normale Endothelschicht und es lagern sich Blutplättchen an, die sich zu einem Blutgerinnsel zusammenballen können. Der Blutfluss wird gestoppt – jetzt besteht die Gefahr eines Herzinfarkts. Auch Durchblutungsstörungen in den Beinen werden durch erhöhte Blutfettwerte mitverursacht. Viele Menschen leiden an der Schaufensterkrankheit, die auf Durchblutungsstörungen im Bein zurückzuführen ist.

Frühwarnsymptome für Gefäßverschlüsse

- zeitweiliges Taubheitsgefühl in Füßen und Zehen
- häufige Kältegefühle in den äußeren Extremitäten
- Wadenschmerzen beim Gehen und im Ruhezustand
- Wachstumsstörung der Beinbehaarung und Fußnägel
- schlechte Wundheilung
- Impotenz und Erektionsstörung
- Geschwüre und Entzündungen
- rötliche bis dunkelblauschwarze Hautverfärbungen

Was tun bei akutem Gefäßverschluss?

Symptome für einen Gefäßverschluss müssen vom Arzt untersucht werden. Ein akuter Gefäßverschluss ist ein Notfall, der die rasche Benachrichtigung des Rettungsdienstes erfordert. Wenn Sie arterielle Verschlusskrankheiten nicht wirksam behandeln lassen, bilden sich durch die dauernde Unterversorgung des Gewebes Entzündungen, die schlecht heilen (»offenes Bein«). Im Endstadium stirbt das Gewebe ab, und der betroffene Bereich muss amputiert werden.

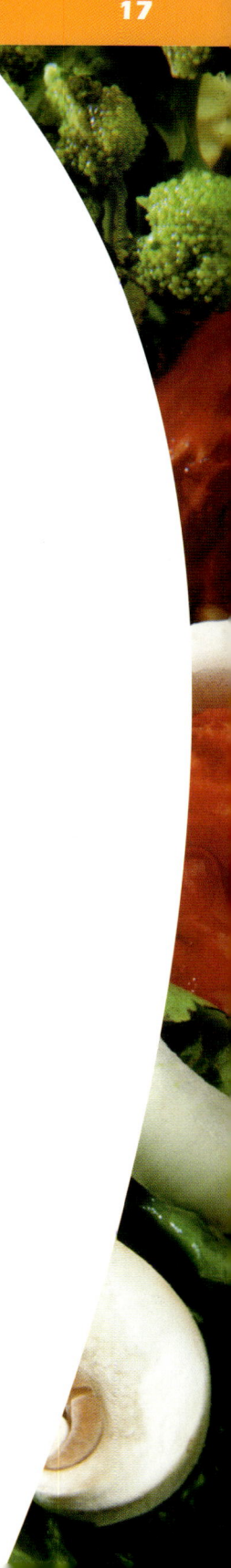

Herzinfarkt –
vorbeugen ist besser als heilen

Jedes Jahr erleiden in der Bundesrepublik Deutschland 280 000 Menschen einen Herzinfarkt, wovon wiederum ungefähr 170 000 sterben. Viele Betroffene könnten gerettet werden, wenn sie rechtzeitig in die Klinik kämen, denn neuere Methoden der Infarktbehandlung wie die Thrombolyse (Auflösung eines Thrombus) sind nur in den ersten Stunden voll wirksam. Aber die beste Möglichkeit, den plötzlichen Herztod zu vermeiden, ist, dem Herzinfarkt vorzubeugen. Dazu ist auch die Normalisierung der Cholesterin-Werte erforderlich. Mindestens zweimal jährlich müssen die Blutfettwerte gemessen werden.

Der Vorbote des Herzinfarkts: die koronare Herzkrankheit

Unser Herz schlägt rund 100 000-mal pro Tag. Durch die Verkalkung (Arteriosklerose) in den Herzkranzgefäßen bekommt der Herzmuskel zu wenig Sauerstoff und Nährstoffe. Das bezeichnet der Arzt als koronare Herzkrankheit – kurz KHK. Die KHK geht dem Herzinfarkt voraus. Das Herz meldet sich bei Belastung mit starken Schmerzen, denn es erhält nicht ausreichend Sauerstoff. Die Krankheitszeichen verschwinden meist in Ruhe wieder oder auch nach einer medikamentösen Behandlung. Als »Super-GAU« kann es Tage, Wochen oder Jahre später zu einem völligen Verschluss eines oder mehrerer Herzkranzgefäße kommen: Das ist der Herzinfarkt.

Super-GAU der Herzkranzgefäße: der Herzinfarkt

Wenn es zu einem Verschluss einer oder mehrerer verkalkter Herzkranzarterien kommt, d.h. kein Blut mehr durch das Gefäß fließen kann, wird das hinter dem Verschluss liegende Herzmuskelgewebe nicht mehr ausreichend mit Sauerstoff und Nährstoffen versorgt. Das führt zunächst dazu, dass das betroffene Herzmuskelareal abstirbt. Das muss aber nicht heißen, dass das Herz dann gar nicht mehr arbeiten kann. Es kommt auf die Größe der verstopften Arterie an: Je größer die Arterie war, desto mehr Herzmuskel stirbt ab und desto größer ist die Beeinträchtigung der Herzfunktion. Zusätzlich können beim Herzinfarkt gefährliche Herzrhythmusstörungen auftreten. Das Herz bewegt sich nicht mehr so, wie es soll.

Frühwarnsymptome eines drohenden Herzinfarkts

Wer regelmäßig seinen Cholesterinspiegel bestimmen lässt oder selbst testet, leistet einen wichtigen Faktor in der Herzinfarkt-Vorbeugung. Ein akuter Herzinfarkt kündigt sich in vielen Fällen mit vorhergehenden Angina-Pectoris-Beschwerden an. Angina Pectoris zeigt sich in einem »beklemmenden« Schmerz – einem Gefühl der Brustenge, das durch Sauerstoffmangel verursacht wird. Der Schmerz wird meist als dumpfer Druck, oft auch als Ziehen, als brennend oder stechend empfunden. Er kann hinter dem Brustbein sitzen, den Hals einschnüren, aber auch auf den Oberbauch drücken. Oder aber er strahlt in die Schultern, den linken Arm oder in den Rücken aus.

Angina Pectoris tritt zunächst bei körperlicher Anstrengung, bei Aufregung, auch nach einem zu üppigen Essen oder bei Kälte auf. Die Schmerzen vergehen nach einigen Minuten wieder. Wenn Angina Pectoris auch in Ruhe auftritt, wird es kritisch: Ein Herzinfarkt kann sich jederzeit ereignen. Zur Vorbeugung ist dann eine stationäre Behandlung im Krankenhaus sinnvoll.

Symptome eines akuten Herzinfarkts

Ein akuter Herzinfarkt verursacht Angina-Pectoris-ähnliche Schmerzen, die jedoch wesentlich heftiger sind. Sie dauern meist über 30 Minuten an und nehmen dabei an Intensität zu.

Die einzelnen Symptome können individuell sehr unterschiedlich ausgeprägt sein. Jeder Angina-Pectoris-Anfall, der länger als eine Viertelstunde anhält und ungewöhnlich heftig schmerzt, ist auch ohne Begleitsymptome infarktverdächtig. Rufen Sie unbedingt den Notarzt! Je rascher der Arzt eingreift, desto besser sind die Aussichten für den Betroffenen.

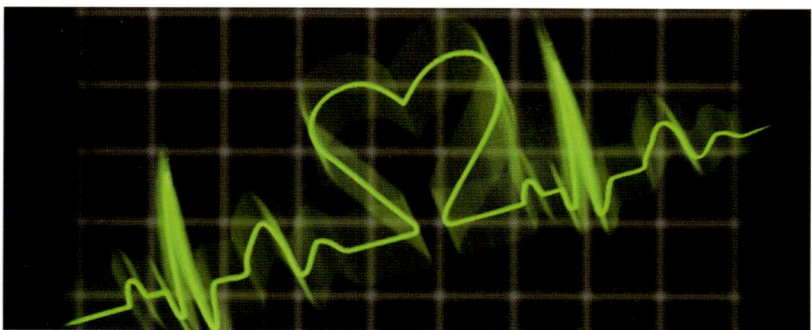

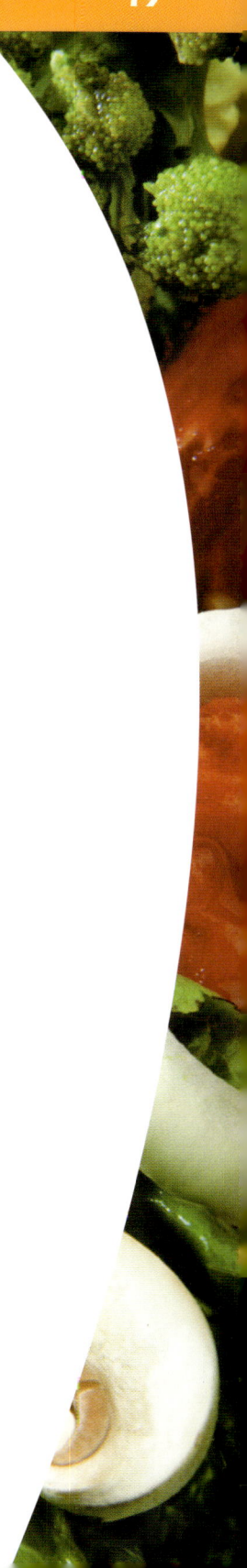

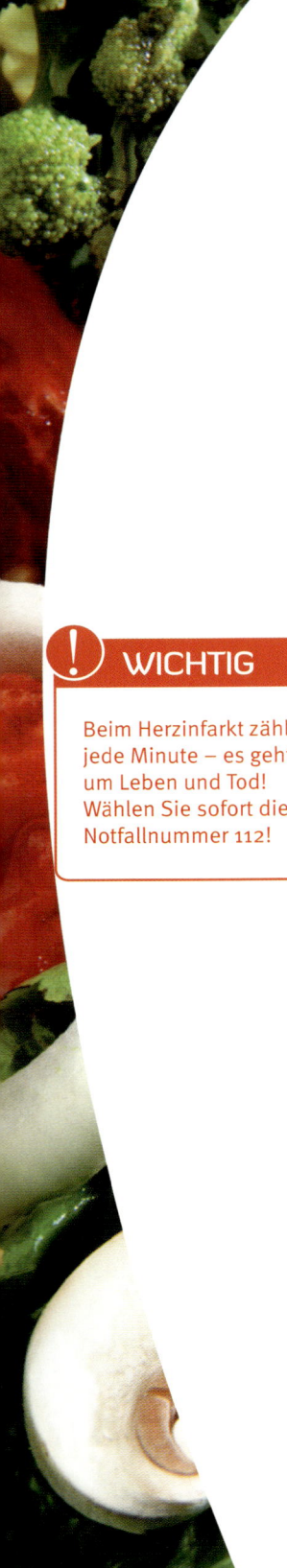

Herzinfarktsymptome

- beklemmendes Engegefühl im Brustbereich
- dumpfer Druck/ Ziehen oder stechender Schmerz im Brustbereich
- Schmerzen, die in den linken Arm oder in den Rücken, in den Bauch, zwischen die Schulterblätter und in den Unterkiefer ausstrahlen
- Übelkeit oder Erbrechen
- fahle Gesichtsfarbe
- kalter Schweiß
- Herzklopfen
- Atemnot
- plötzlicher Kreislaufzusammenbruch, Bewusstlosigkeit
- Unruhe
- Todesangst

> **(!) WICHTIG**
>
> Beim Herzinfarkt zählt jede Minute – es geht um Leben und Tod! Wählen Sie sofort die Notfallnummer 112!

Wie wird ein Herzinfarkt behandelt oder einem weiteren vorgebeugt?

Die Ärzte entscheiden so schnell wie möglich, ob eventuell Medikamente ausreichen, die Verstopfung aufzulösen, oder ob das verschlossene Gefäß mit einem sogenannten Ballonkatheter wieder durchgängig gemacht wird.

Ballonkatheter: Hierbei wird vom Arzt ein Katheter (eine dünne Sonde) über die Aorta eingeführt und unter Röntgenkontrolle an die verengte Gefäßstelle gebracht. Anschließend wird der Ballon unter sehr hohem Druck »aufgeblasen«. Dadurch weitet sich die verengte Stelle und das Blut kann wieder ungehindert durch die Arterie fließen. Diese Therapie wird unter örtlicher Betäubung durchgeführt. Der Katheter wird in der Regel in der Leistengegend eingebracht und bis zur Engstelle vorgeschoben. Um die Weitung offen zu halten, ist eine medikamentöse Therapie, Bewegungstherapie und eine gesunde Ernährung wichtig.

Bypass-Überbrückung: Das Risiko, nach einem ersten, überstandenen Herzinfarkt innerhalb der nächsten fünf Jahre einen weiteren, vielleicht tödlichen, zu erleiden, ist groß. Neben der Veränderung des Lebensstils, vor allem der Ernährung, spielen die medikamentöse Therapie und andere ärztliche Maßnahmen wie beispielsweise eine Bypass-Operation (die oft auch zur Herzinfarkt-Prophylaxe durchgeführt wird) eine entscheidende Rolle. Bei dieser Operation werden verengte Gefäßabschnitte der Herzkranzgefäße beispielsweise durch das Einpflanzen von passenden Venenstücken vom Unterschenkel überbrückt.

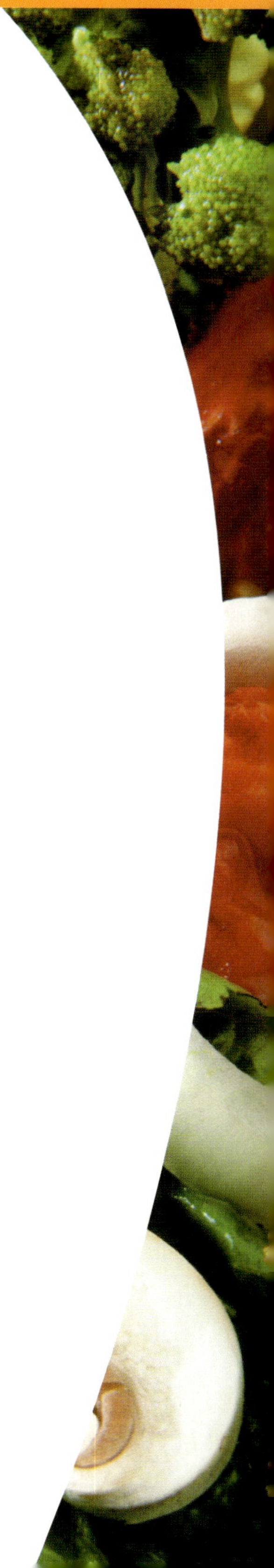

Dennoch kann nicht oft genug betont werden: Beugen Sie vor, denn vorbeugen ist einfacher und besser als heilen! Und falls Sie schon einen ersten Herzinfarkt hinter sich haben – lassen Sie es zu keinem zweiten kommen. Ein neuer Lebens- und Ernährungsstil, wie in diesem Buch angeregt, hilft Ihnen, in der Zeit nach dem Infarkt schneller wieder auf die Beine zu kommen und das Risiko eines erneuten Herzinfarkts möglichst gering zu halten.

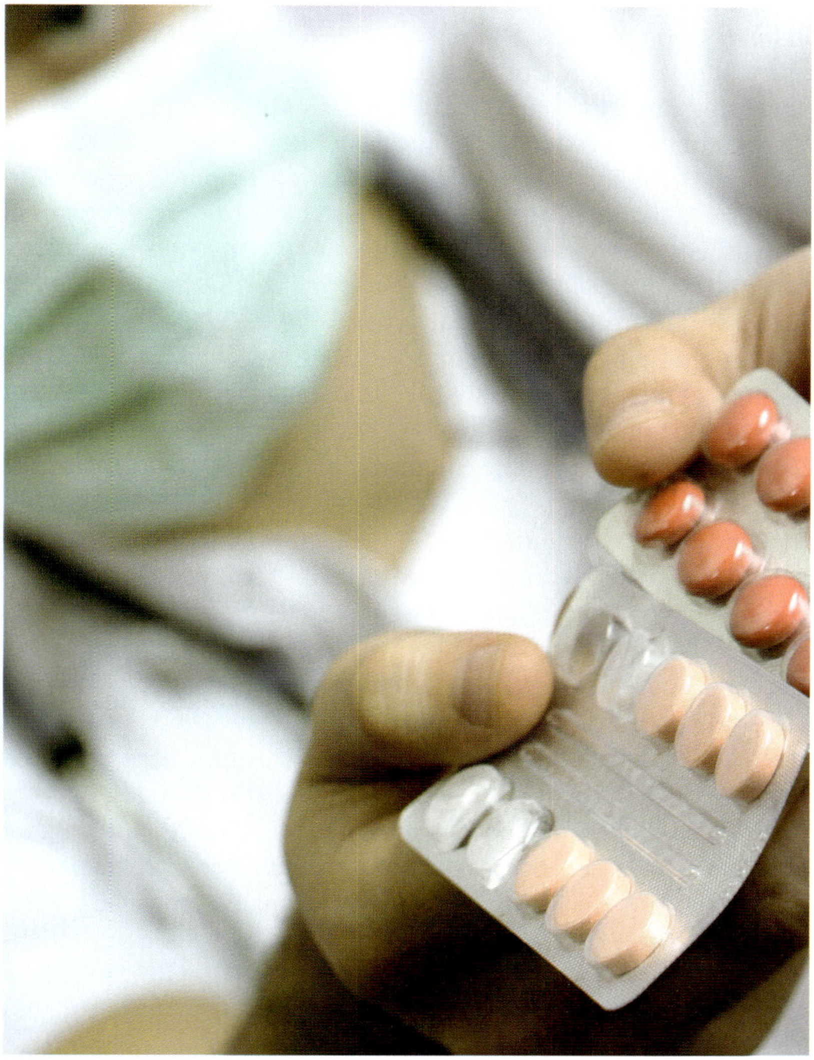

Richtige Ernährung ist oft besser als medikamentöse Behandlung

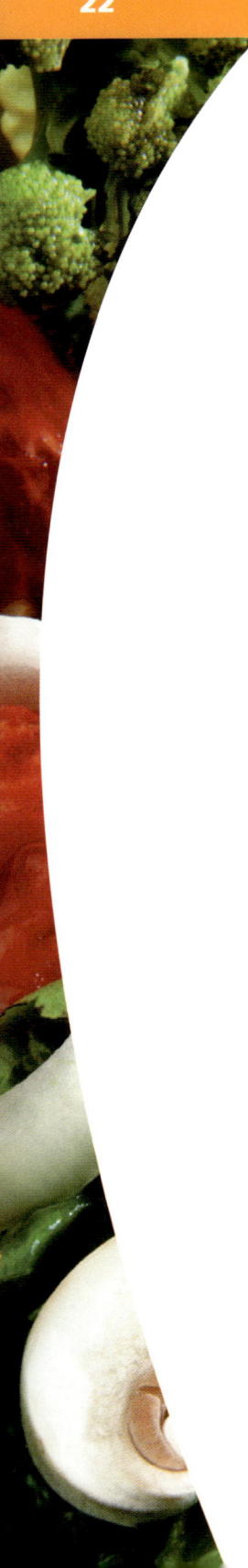

Mehr Bewegung schützt Herz und Gefäße

Zwischen Gesundheit und Lebensstil besteht ein enger Zusammenhang. Insbesondere der Herzinfarkt lässt sich durch veränderte Lebensgewohnheiten verhindern. Viele Menschen sterben in relativ jungen Jahren an Herz-Kreislauf-Erkrankungen – das müsste nicht sein!

Wir bewegen uns zu wenig!

Regelmäßiges körperliches Ausdauertraining verbessert die Belastbarkeit und Leistungsfähigkeit Ihres Körpers. Außerdem stärkt es Ihr Immunsystem, baut Fettgewebe ab, kräftigt die Muskulatur, senkt den Blutzucker und Blutdruck und baut Stress ab. Regelmäßige körperliche Aktivität ist auch nach einem Herzinfarkt nicht nur erlaubt, sie ist notwendig! Nach Absprache mit dem Arzt dürfen Herzinfarktpatienten beispielsweise an Kardioprogrammen in Fitnesscentern oder in den Sportvereinen mitmachen. Bewegung beeinflusst auch die Gerinnungsfähigkeit des Blutes und hemmt die Entwicklung von Arteriosklerose. Empfehlenswert ist jedes Ausdauertraining. Der Trainingspuls sollte 180 minus Lebensalter betragen, das Training sollte mindestens dreimal wöchentlich, besser noch täglich, über 30 bis 45 Minuten durchgeführt werden. Versuchen Sie diese halbe Stunde Sport in Ihren Tagesablauf mit einzuplanen – es lohnt sich! Der Effekt von Sport lässt sich erhöhen, indem alle 15 Minuten eine Pause von 5 Minuten eingehalten wird. Diese Pause eignet sich dann auch für die Aufnahme von Flüssigkeit wie stilles Mineralwasser.

Regelmäßige zusätzliche Bewegung reduziert das Herz-Kreislauf-Erkrankungsrisiko. Am besten dazu geeignet sind Ausdauersportarten wie Joggen, Walken, Schwimmen, Tanzen, Fahrradfahren oder auch ausgedehnte Spaziergänge. Selbst regelmäßiges Treppensteigen bringt bereits gesundheitliche Vorteile. Ungeeignet sind alle stressigen oder auf kurzzeitige Belastung ausgelegten Sportarten wie Gewichtheben, Squash oder Bodybuilding. Aber auch in Fitness-Centern gibt es viele Herz-Sport-Angebote. Informieren Sie sich darüber. Viele Krankenkassen unterstützen solche Angebote. Wichtig ist, dass Sie die Aktivität langsam, aber sicher steigern. Ihre Pulsfrequenz sollte zwischen 100 und 130 betragen.

Gesunde Ernährung – eine Wohltat fürs Herz

»Lasst Deine Nahrung Deine Medizin und Deine Medizin Deine Nahrung sein«, appellierte schon Hippokrates an seine Patienten. Obwohl allgemein bekannt ist, wie das Risiko für Herz-Kreislauf-Erkrankungen durch das eigene Verhalten gesenkt werden kann, ernähren sich in den Industrieländern viele Menschen zu kalorienreich und zu fett. Sie nehmen zu wenig Ballaststoffe auf. Der bei uns übliche Salzkonsum stellt bei der Ernährung kein großes Risiko dar, denn er liegt knapp oberhalb 6 bis 7 Gramm täglich im Rahmen der internationalen Empfehlungen für eine gesunde Kochsalzzufuhr. Empfehlenswert ist ein moderater Konsum von fluoridiertem Jodsalz mit Folsäure. Jeder von uns nimmt täglich durchschnittlich 100 bis 130 Gramm Fett zu sich. Da dieses Fett bevorzugt in Form von tierischem Fett, also gesättigten Fettsäuren, aufgenommen wird, stellt es ein Gesundheitsrisiko dar. Versuchen Sie außerdem übermäßigen Zuckerkonsum zu vermeiden und nehmen Sie keine Transfettsäuren auf. Gesundheitsförderlich ist es, täglich reichlich Frischobst, Gemüse und Vollkornprodukte zu essen und möglichst selten Fast Food und Fertiggerichte zu verzehren.

Das richtige Gewicht

Übergewichtige haben ein extrem hohes Risiko, Herz-Gefäß-Krankheiten zu entwickeln, deren Folge ein Herzinfarkt sein kann. In Deutschland sind rund 50 Prozent der Frauen und zwei Drittel der Männer zu schwer. Zurzeit ist also über die Hälfte der Erwachsenen in Deutschland übergewichtig! Und auch bei Kindern und Jugendlichen nimmt Übergewicht zu. Ihr Körpergewicht können Sie anhand des sogenannten Körper-Massen-Indexes (Body-Mass-Index = BMI) bewerten. Dieser berechnet sich aus dem Körpergewicht und der Körpergröße.

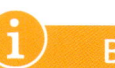

BMI-BERECHNUNG

$$\frac{\text{Körpergewicht in Kilogramm}}{\text{Körpergröße in Metern} \times \text{Körpergröße in Metern}}$$

INFO

Ein BMI unter 19 ist zu niedrig, über 25 ist er zu hoch. Ab 30 ist dringend eine Gewichtsreduktion erforderlich!

Beispiele

1. Größe: 1,80 m,
Gewicht: 75 kg;
BMI = 75 : $(1{,}80)^2$ = 23
Das Gewicht liegt im guten Bereich – muss nicht verändert werden.

2. Größe: 1,64 m,
Gewicht: 79 kg;
BMI = 79 : $(1{,}64)^2$ = **29**
Das Gewicht ist eindeutig zu hoch – Sie sollten abnehmen, um Herz und Gefäße zu entlasten!

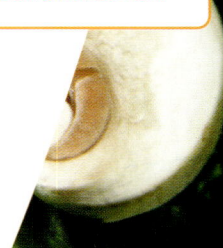

Energiebedarf

Der Energieverbrauch und die Energiezufuhr bestimmen unser Körpergewicht. Liegt der Verbrauch unterhalb der Zufuhr, steigt das Körpergewicht an. Ist das Verhältnis genau umgekehrt – wie das bei Verminderung der Fettaufnahme der Fall ist –, nehmen Sie ab. Der Energiebedarf lässt sich leicht abschätzen; im Alter nimmt er immer weiter ab, da mit dem Alterungsprozess der Muskulaturanteil des Körpers schwindet und der Fettgewebsanteil zunimmt. Mehr Bewegung lautet jetzt die Devise!

IHR ENERGIEBEDARF	
25 Jahre	2400 kcal täglich
45 Jahre	2200 kcal täglich
65 Jahre	2000 kcal täglich

Abnehmen ist nicht schwer!

Wer die Alltagsbewegung steigert, jeden zweiten Tag Sport betreibt, gesundheitsbewußt isst und entspannt ist, leidet selten unter Übergewicht. Wer Übergewichtig ist, muss dauerhaft sein Bewegungs- und Ernährungsverhalten umstellen und für Entspannung sorgen. Ein Kilogramm menschliches Fettgewebe enthält rund 7000 Kilokalorien. Um ein Kilogramm Körperfett abzubauen, müssen daher 7000 Kilokalorien eingespart werden. Wenn Sie fünf Kilogramm abnehmen möchten, müssen Sie also 35 000 Kilokalorien einsparen. Bei einem Energiebedarf von rund 2400 Kilokalorien und einer Reduktionskost von 1500 Kilokalorien sparen Sie täglich 900 Kilokalorien ein und benötigen somit ca. 39 Tage (35 000 : 900 = 38,89), bis Sie Ihr Gewichtsziel erreichen.

Sie sollten Ihr Körpergewicht zweimal wöchentlich zur gleichen Uhrzeit kontrollieren. Wenn es Ihnen gelingt, Ihr Gewicht zu normalisieren und dieses auch zu halten, können Sie Ihre Gefäße, Ihr Herz und Ihren Stoffwechsel dauerhaft vor Gefahren oder erneuten Infarkten wirksam bewahren. Besprechen Sie jede Gewichtsreduktion mit Ihrem Arzt und führen Sie keine Crashdiät durch. Fasten ist für KHK-Patienten gefährlich. Im Rahmen einer Gewichtsreduktion kommt es kurzfristig zu einer leichten Cholesterinspiegel-Steigerung. Nach 2-3 Wochen fällt der Cholesterinspiegel aber wieder ab. Bei vielen Übergewichtigen normalisieren sich die Blutfettwerte durch eine Gewichtsreduktion von 5-10 Prozent von Ausgangsgewicht. Dafür sind in der Regel 6-12 Monate erforderlich.

Kohlenhydrate in der herzgesunden Ernährung

Kohlenhydrate können beim Abnehmen helfen, gesundheits-förderlich sein oder krank und dick machen. Kohlenhydrate liefern dem Körper vier Kilokalorien pro Gramm. Der Blutzucker, der die direkte Energieversorgung der Körperzellen übernimmt, stammt aus den Kohlenhydraten. Obst, Gemüse, Brot, Kartoffeln, Getreide, Reis, Nudeln, Zucker, Milch und Hülsenfrüchte bestehen hauptsächlich aus Kohlenhydraten. Mit Ausnahme der zuckerhaltigen Lebensmittel sind alle kohlenhydratreichen Lebensmittel relativ kalorienarm, sie machen gut satt und sind gesund. Besonders hochwertig sind ballaststoffreiche Kohlen-hydratträger wie Hülsenfrüchte, Vollkornbrot oder Vollkorn-müsli ohne Zucker. Rund die Hälfte der Energiezufuhr sollte bei Ihrer Ernährung aus Kohlenhydraten stammen. Das entspricht 3,5 Gramm Kohlenhydraten pro Körperkilogramm täglich. Kohlenhydrate haben keinen negativen Einfluss auf Gefäße, Blutdruck und Blutfette. Nur Zucker und Fruchtzucker können die Triglyzeride erhöhen. Kohlenhydratarme Ernährungsformen haben keine besonders guten Gesundheitseffekte.

Ballaststoffe senken den Cholesterinspiegel

Obwohl Ballaststoffe in die Gruppe der Kohlenhydrate eingeord-net werden, liefern sie keine Kalorien. Ballaststoffreiche Lebens-mittel sorgen für eine gute sowie lang anhaltende Sättigung, beugen Verstopfung vor und senken zusätzlich die Blutfettwerte. Daher sollten Frischobst, Gemüse, Hülsenfrüchte, Rohkost-Salate, Vollkornprodukte und Vollkornbrote regelmäßig auf dem Speise-plan stehen. Ballaststoffreiche Lebensmittel sind wahre Satt- und Schlankmacher. Es kann sinnvoll sein, zu jeder Mahlzeit einen Bal-laststoff-Shake mit Pektin, Guar oder Plantago ovata Samenscha-len zu trinken. Die Ballaststoffe sind in der Apotheke oder dem Reformhaus erhältlich. Die wasserlöslichen Ballaststoffe haben einen deutlichen cholesterinspiegelsenkenden Effekt. Mehr dazu auf Seite 43 ff. Aber Ballaststoffe können noch mehr: Sie beugen Darmkrebs vor und regulieren die Verdauung. Zudem verbessern Sie die Abwehrkräfte, da sie die Darmflora unterstützen. Ballast-stoffe sind also rundherum gesund.

Fette in der herzgesunden Ernährung

Fett macht nicht nur leicht fett, sondern es kann auch einen negativen Einfluss auf die Blutfettwerte haben. Aber bestimmte Fette sind auch herzgesund. Fett ist mit neun Kilokalorien pro Gramm der energiereichste Nährstoff. In der Bundesrepublik Deutschland wird fast das Doppelte dessen verzehrt, was der Körper tatsächlich benötigt. Fett im Übermaß ist die Hauptursache für die Entstehung von Übergewicht. Menschen, die unter Herz-Gefäß-Erkrankungen leiden, müssen dem Fett besondere Beachtung schenken, denn Fett kann für sie gesund und ungesund sein. Die tägliche Kost sollte nicht mehr als 35 Energieprozent Fett enthalten. Das entspricht rund einem Gramm Fett pro Kilogramm. Pflanzliche Fette sind in der Regel gesundheitsförderlicher als tierische. Als Aufstrichfett bieten sich dünn gestrichene Halbfett- oder Diätmargarine an. Besonders hochwertig sind solche mit Phytosterin-Anreicherung. Als Kochfett ist gut erhitzbares Pflanzenöl (Maiskeim-, Soja-, Raps- oder Diät-3-Pflanzenöl) in kleinen Mengen das richtige Maß. Für den Salat bietet sich pro Portion ein Teelöffel Walnuss-, Raps- oder Leinöl an.

Was sind eigentlich Triglyceride?

Triglyceride sind, einfach übersetzt, Fett (Neutralfette). Das Nahrungsfett erscheint nach der Aufnahme im Dünndarm als Triglyceride im Blut. Sie sind wichtige Energieträger, die oftmals an Hüften, Po und Bauch enden. Wenn die Triglyceride – oder auch Neutralfette – im Blut sehr hoch sind, kann Arteriosklerose entstehen. Heute ist wissenschaftlich gesichert, dass zu viel Neutralfette im Blut eine koronare Herzkrankheit auslösen können. Oftmals liegt der Hypertriglyceridämie, wie der Arzt den erhöhten Triglyceridspiegel im Blut bezeichnet, ein erhöhter Blutzucker oder Diabetes mellitus zugrunde. Bei Hypertriglyceridämie ist wichtig, dass nicht zu viel Fett, insbesondere gesättigte Fettsäuren, oder Zucker und Fruchtzucker aufgenommen werden. Alkohol müssen Menschen mit erhöhtem Triglyceridspiegel meiden, da er ebenfalls die Neutralfette im Blut erhöht. Durch die Senkung der Triglyzeride verbessern sich auch die anderen Blutfette (Cholesterin).

Die Rolle der Fettsäuren

Triglyceride bestehen aus Glycerin und drei Fettsäuren. Diese Fettsäuren unterscheiden sich in ihrer chemischen Struktur. Sie können gesättigt, einfach ungesättigt oder mehrfach ungesättigt sein. Nur eine Fettsäure, die mehrfach ungesättigte Linolsäure, ist lebensnotwendig – wir müssen sie daher täglich aufnehmen. Zudem ist die ausreichende Aufnahme von Omega-3-Fettsäuren lebenswichtig. Gesättigte Fettsäuren sind überflüssig und machen die Gefäße krank. Ein- und mehrfach ungesättigte Fettsäuren sind im Rahmen einer fettreduzierten Kost gesund und senken den Gesamtcholesterinspiegel, insbesondere das LDL. Das HDL senken sie nur, wenn wir zu viel davon aufnehmen (siehe Seite 43 ff.).

Welches Fett ist das richtige Fett?

Eine hohe Fettzufuhr mit einer zu hohen Energiezufuhr ist eine der Hauptursachen für Übergewicht und erhöhte Blutfettwerte (Cholesterin und Triglyzeride). Diese wiederum gelten als Risikofaktoren für die frühzeitige koronare Herzkrankheit. Wir verzehren täglich durchschnittlich bis zu 130 Gramm Fett. Empfehlenswert wären 60 bis 80 Gramm täglich.

Um einem erhöhten Blutfettspiegel (erhöhte Cholesterinwerte und erhöhte Triglyceridwerte) vorzubeugen oder ihn zu behandeln, müssen Sie darauf achten, nicht mehr als 35 Prozent der täglichen Energiezufuhr in Form von Fett aufzunehmen.

WAS MACHEN DIE VERSCHIEDENEN FETTSÄUREN MIT DEN CHOLESTERINSPIEGEL?			
	LDL	HDL	Triglyceride
Gesättigte Fettsäuren, gF	↑ ↑ ↑	–	↑ ↑ ↑
Einfach ungesättigte Fettsäuren, eF	↓	↑	↓
Mehrfach ungesättigte Fettsäuren, mF	↓↓	↑	↓
Omega-3-Fettsäuren	↓↓	–/↓	↓↓↓

Meine Fettbedarf-Berechnung:

Mein Normalgewicht (Körpergröße in Zentimetern minus 100) x 30:

_____ Energiebedarf in Kilokalorien geteilt durch 32,5:

_____ Mein Fettbedarf in Gramm pro Tag.

HITLISTE DER LEBENSMITTEL MIT EINEM HOHEN GEHALT MEHRFACH UNGESÄTTIGTER FETTSÄUREN - HERZGESUND (GEHALT IN JEWEILS 100 G)

1. Distelöl (Safloröl)	74 g
2. Traubenkernöl	70 g
3. Walnussöl	68 g
4. Sonnenblumen-, Weizenkeimöl	61 g
5. Sojaöl	57 g
6. Maiskeimöl	55 g
7. Walnuss europäisch	43 g
8. Diätmargarine	42 g
9. Sonnenblumenkern frisch	30 g
10. Lebertran	30 g
11. Erdnussöl	28 g
12. Paranuss frisch	25 g
13. Kürbiskern frisch	24 g
14. Pinienkern frisch	23 g
15. Sesam frisch	22 g
16. Leinsamen frisch	21 g

HITLISTE DER LEBENSMITTEL MIT EINEM HOHEN GEHALT EINFACH UNGESÄTTIGTER FETTSÄUREN — NEUTRAL BIS HERZGESUND (GEHALT IN JEWEILS 100 G)

1. Olivenöl	71 g
2. Erdnussöl	49 g
3. Lebertran	48 g
4. Haselnuss frisch	48 g
5. Sesamöl	40 g
6. Mandel süß frisch	37 g
7. Pistazie geröstet und gesalzen	37 g
8. Cashewnuss geröstet	32 g
9. Oliven schwarz gesäuert	26 g
10. Maiskeimöl	26 g
11. Erdnussbutter/-mus	25 g
12. Erdnuss geröstet	24 g
13. Sojaöl	24 g
14. Sonnenblumenöl	22 g
15. Paranuss frisch	22 g

Lebensmittel mit einem hohen Gehalt gesättigter Fettsäuren sollten Sie eher meiden. Einige gesättigte Fettsäuren sind nachgewiesenermaßen in der Lage, die gefäßschädlichen Cholesterin-Transporter (LDL) zu erhöhen. Dies sind vor allem tierische Fette wie Schweineschmalz, Butter, Butterschmalz und saure Sahne, sehr fetthaltige Käsesorten wie Weichkäse (70 % F.i.Tr.), Parmesan, Cheddar Rahmstufe, aber auch Kokosfett, Kokosnussraspeln, Palmkernfett sowie Mayonnaise (80 % Fett). Viel besser für die Gesundheit, Figur sowie Herz und Gefäße sind Harzer Käse, margerer Kochkäse, Magerquark, magerer Limburger oder Kochkäse, Corned Beef, Schinken (roh und gekocht), Aspikwurst, kalter Braten oder Geflügelwurst.

Vermeiden Sie Transfettsäuren!

Relativ neu sind die Erkenntnisse über die sogenannten Transfettsäuren. Diese Fettsäuren haben eine andere chemische Struktur als die normale Form der Fettsäuren. Transfettsäuren erhöhen das gefäßschädigende LDL-Cholesterin wesentlich. Reich an Transfettsäuren sind Fette, die teilgehärtete Fette enthalten wie beispielsweise manche Frittier- und Backfette. Daher können Fertiggerichte, Blätterteig, salziges Fettgebäck und Frittiertes (beispielsweise Pommes) reich an Transfettsäuren sein. Aber auch Wiederkäuer (z.B. die Kuh) produzieren Transfettsäuren. In den entsprechenden Produkten (Milch, Butter, Rindfleisch) sind daher Transfettsäuren von Natur aus enthalten. Diät- und Reformmargarine sowie becel pro-activ sind garantiert frei von Transfettsäuren.

Gesundheit aus der Tiefsee: Omega-3-Fettsäuren

Einen positiven Einfluss auf die Blutfließeigenschaften haben die in bestimmten Fischen vorkommenden Omega-3-Fettsäuren. Sie hemmen die Bildung von Blutgerinnseln und sie fördern insbesondere die Durchblutung der Nieren. Letzteres ist wichtig für Diabetiker, da bei ihnen die Gefahr eines Nierenversagens besteht. Daher sollten Diabetiker täglich 0,5 bis 1 Gramm Omega-3-Fettsäuren in Form von Fisch (z. B. Hering, Lachs, Makrele, Thunfisch) oder Fischölpräparaten aufnehmen. Omega-3-Fettsäuren bewirken zudem die Senkung des Blutdrucks und der Blutfettwerte (direkt insbesondere die Triglyzeride und reaktiv auch das Gesamt- und LDL-Cholesterin).

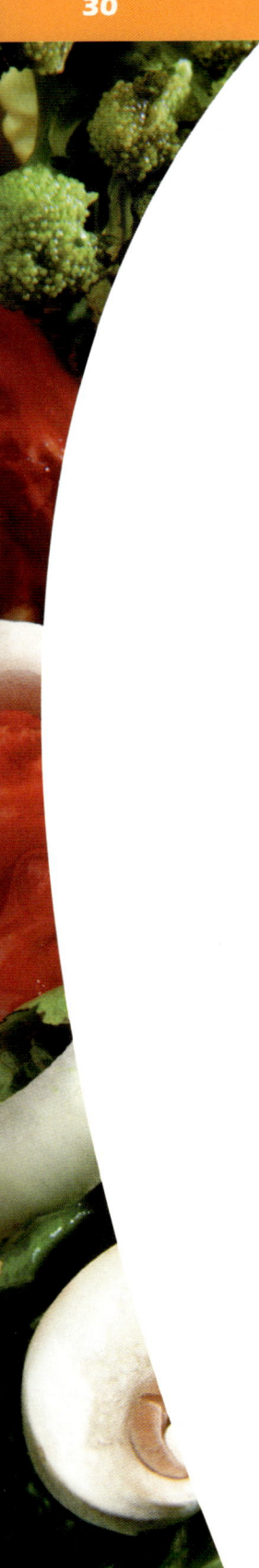

Eiweiß in Maßen – ein wichtiger Nährstoff

Eiweiß (Protein) ist lebensnotwendig und dient dem Körper als wichtigster Baustoff beispielsweise für Muskulatur und Hormone. Ein Gramm Eiweiß liefert vier Kilokalorien. In Deutschland liegt die durchschnittliche Eiweißzufuhr mit fast 100 g doppelt so hoch wie empfohlen. Zu viel Eiweiß fördert die Entstehung einer Gicht, da über eiweißreiche Nahrungsmittel gleichzeitig reichlich Purine aufgenommen werden. Pflanzliche Eiweiße (z.B. Sojaprodukte wie Tofu oder Sojamilch) wirken sich cholesterinspiegelsenkend aus. Die tägliche Eiweißzufuhr sollte 15 Energieprozent nicht übersteigen, als Faustregel gilt maximal ein Gramm Eiweiß pro Körperkilogramm. Wer abnehmen möchte, braucht ausreichend Eiweiß, um den Jojo-Effekt vorzubeugen.

Vitamine und Mineralstoffe

Bestimmte Vitamine und Mineralstoffe schützen die Zellen vor schädigenden Einflüssen und hemmen die gefährliche Oxidation von Blutfetten (LDL-Oxidation). Vitamine und Mineralstoffe sind lebensnotwendige Substanzen, die Steuerungsaufgaben haben oder zum Aufbau von Geweben (z. B. Kalzium für Knochen) benötigt werden. Im Rahmen einer ausgewogenen, herz- und gefäßgesunden Ernährung liegt die Zufuhr der meisten Vitamine und Mineralstoffe im »grünen Bereich«. Lediglich die Zufuhr der Mineralstoffe Fluorid, Magnesium, Jod, Zink und Eisen sowie der B-Vitamine (insbesondere Folsäure) reicht bei vielen Gesunden nicht aus. Niacin ist ein B-Vitamin mit einem deutlich HDL-erhöhenden Effekt.
In den letzten Jahren wird auf bestimmte Vitamine, sogenannte Antioxidantien, großer Wert gelegt. Sie sollen unter anderem vor Herzinfarkt und Arteriosklerose schützen. Allein durch die Zufuhr dieser Vitamine – Vitamin A, C und E – ist das aber nicht möglich. Wichtig ist, dass die Versorgung mit antioxidativen Vitaminen gut ist und gleichzeitig die richtigen Fette, also hochwertiges Pflanzenöl (wie Walnussöl) oder Diätmargarine, zugeführt werden, denn diese enthalten reichlich Vitamin E, das vor der Oxidation, der schädlichen Auswirkung des Sauerstoffs auf die Körperzellen, schützt. Zusätzlich ist es sinnvoll, zum Schutz der Gefäße und des Herzens täglich ein bis zwei Gläser Gemüsesaft (beispielsweise Tomaten- oder Möhrensaft) zu trinken. Der Folsäure-, Fluorid- und Jodbedarf ist leicht über fluoridiertes Jodsalz mit Folsäure und den regelmäßigen Verzehr von Seefisch, grünem Blattgemüse sowie das Trinken von schwarzem Tee optimieren. Die zusätzliche Einnahme von Vitamin- und Mineralstoffpräparaten sollten Sie mit Ihrem behandelnden Arzt besprechen.

Richtig trinken

Jeder Mensch sollte täglich mindestens zwei Liter trinken. Besonders gut für Ihre Gesundheit sind Mineralwasser, Kräuter- und Früchtetee, Obst- und Gemüsesäfte sowie Leitungswasser. Kaffee und Tee sind auch erlaubt, sie enthalten jedoch Tein und Koffein, was dem Herzen zu schaffen machen kann. Bei erhöhten Triglyzeridwerten sollte kein Obstsaft getrunken werden. Es ist auch nicht sinnvoll, täglich mehr als vier Tassen Kaffee oder Schwarztee zu trinken. Beachten Sie, dass sehr große Kaffeemengen auch den Cholesterinspiegel erhöhen können. Auch ungefilterter Kaffee ist den Gefäßen nicht zuträglich. Wer auf Kaffee mit Herzrasen und erhöhtem Blutdruck reagiert, sollte lieber koffeinfreien Kaffee verwenden. Dieser kann aber den Cholesterinspiegel erhöhen. Alkohol erhöht die Triglyzeride und ist entgegen der Behauptung von Wein-Lobbyisten nicht herzgesund.

Nikotin und Alkohol schädigen Herz und Gefäße

Alkoholische Getränke sind genauso wenig gesundheitsförderlich wie Zigarettenrauchen. Alkohol liefert fast so viele Kalorien wie Fett und enthält rund sieben Kilokalorien pro Gramm. Für übergewichtige Menschen sind alkoholische Getränke daher besonders ungeeignet. Es ist schlicht wissenschaftlich falsch, zu sagen, alkoholische Getränke wie Rotwein seien gut für das Herz oder die Blutgefäße. Alkohol ist ein Giftstoff mit einer hohen Suchtgefahr. Sicherlich spricht nichts gegen den moderaten Genuss von niedrigprozentigen Alkoholika wie Rotwein, Weißwein oder Bier – das bedeutet, nicht mehr als ein kleines Glas – aber nicht täglich! Die täglich aufgenommene Menge Alkohol sollte 10 Gramm nicht überschreiten. Alkohol wirkt sich deutlich auf den Triglyzeridspiegel aus.

Die oft gepriesenen sekundären Pflanzenstoffe (siehe Seite 42 ff.), die in Rotwein in geringer Menge vorkommen, können Sie in großer Menge über Obst, Gemüse, Nüsse und Samen sowie Getreide aufnehmen. Alkoholkonsum kann Herzrhythmusstörungen auslösen und verträgt sich nicht mit Medikamenten, die zur Vorbeugung und Behandlung von Herz-Kreislauf-Erkrankungen verabreicht werden. Alkoholika erhöhen den Blutdruck und damit auch das Schlaganfall- und Herzinfarktrisiko!

INFO

Bei einem Zigarettenkonsum von zehn Stück pro Tag erhöht sich die Herz-Kreislauf-Todesquote um 18 Prozent bei Männern und 31 Prozent bei Frauen. Nach zwei Jahren Abstinenz ist Ihr Herzinfarktrisiko um 30 bis 40 Prozent niedriger!

Eine weitere Möglichkeit, das Herz-Kreislauf-Risiko sofort zu senken, ist die Aufgabe des Rauchens. Die Beweise für die Schädlichkeit des Zigarettenrauchens als Mitverursacher von Krebs und Herz- sowie Kreislauf-Erkrankungen sind erdrückend: Zigarettenrauchen ändert die Eigenschaften des Blutes ungünstig, beschleunigt die Herzfrequenz und disponiert zu bedrohlichen Herzrhythmusstörungen. Gleichzeitig wird die Fähigkeit des Blutes, Sauerstoff zu transportieren, und die Fähigkeit des Gewebes, Sauerstoff aufzunehmen, stark herabgesetzt. Rauchen verstärkt außerdem die Thrombosenneigung. Die Krankenkassen unterstützen die Rauchentwöhnung. Fragen Sie bei Ihrer Krankenkasse nach entsprechenden Angeboten (Kurse).

Mythos Cholesterin

Cholesterin ist einerseits lebenswichtig und andererseits kann ein erhöhter Cholesterinspiegel das Leben kosten. Cholesterin ist ein lebenswichtiger Baustoff für die Zellwände, für die Produktion von Gallenflüssigkeit, Hormonen, von Vitamin D und vielen anderen Stoffen in unserem Körper. Der Organismus kann es in ausreichender Menge in der Leber selbst produzieren und ist auf eine Zufuhr mit der Nahrung nicht angewiesen. Die durchschnittliche Ernährungsweise liefert mehr als 300 mg Cholesterin täglich. Ohne Cholesterin können wir nicht leben. Aber der Cholesterinspiegel darf nicht so hoch sein, dass es zur Gefäßverkalkung kommt. Das ist besonders zu erwarten, wenn das sogenannte »schlechte« Cholesterin, das LDL, hoch und das »gute« Cholesterin, das HDL, niedrig ist. Ärzte empfehlen, das Cholesterin mindestens zweimal jährlich zu messen. Bei erhöhten Blutfettwerten ist es erforderlich, den Erfolg der Therapie zu prüfen und den Cholesterinspiegel viermal jährlich zu testen. Der Cholesterinspiegel kann auch zuhause mit einem CholesterinCHECK bestimmt werden.

Erhöhte Cholesterinwerte sind eine Volkskrankheit

In Deutschland haben mindestens 60 Prozent der Menschen erhöhte Cholesterinwerte. Wissenschaftliche Studien zeigen, dass der Cholesterinspiegel geschlechts- und altersabhängig ist. Scheinbar hängen auch BMI und/oder Fettverteilungsmuster mit dem Cholesterinspiegel zusammen. Mit zunehmendem Alter nimmt der Cholesterinspiegel zu. Jüngere Frauen haben in der Regel einen niedrigeren Cholesterinspiegel als gleichaltrige Männer.

Mit steigendem Alter gleicht sich dieser Unterschied jedoch aus und ältere Frauen haben im Mittel einen höheren Cholesterinspiegel als ältere Männer. Ein Sonderfall ist die Schwangerschaft, denn in dieser Phase ist bei Frauen der Cholesterinspiegel (deutlich) erhöht. Bei einer massiven Gewichtsreduktion oder auch beim Fasten (Nulldiät) kann der Cholesterinspiegel kurzfristig ansteigen. Aber neben der Höhe des Gesamtcholesterinspiegels spielt das Verhältnis von LDL zu HDL eine entscheidende Rolle. Nur wer neben dem Gesamtcholesterin auch seinen HDL- und LDL-Spiegel kennt, kann sein Herz-Gefäß-Risiko richtig einschätzen. Nur wer seine Cholesterinwerte regelmäßig bestimmen lässt oder selbst misst, kann dieses Risiko einschätzen und etwas gegen erhöhte oder veränderte Werte tun.

Cholesterin lässt sich im Körper nur verpackt transportieren

Cholesterin kennt wohl jeder – aber was hat es mit HDL, LDL und VLDL auf sich? Wofür stehen diese Abkürzungen? Cholesterin ist eine fettähnliche Substanz. Da Fett im Blut sozusagen immer oben schwimmen würde und somit nicht transportabel wäre, verpackt es der Körper, um es transportfähig zu machen. Im Blut befördert er Cholesterin, indem er es in Eiweiß einpackt. Diese Transporter heißen Lipoproteine (= Fett-Eiweiß-Verbindungen). Sie spielen für die Fettstoffwechselstörungen eine große Rolle. Die VLDLs (very low density lipoprotein = Lipoproteine sehr geringer Dichte) dienen dem Transport von Fetten und Cholesterin. Die Dichte ist abhängig vom Eiweißgehalt der Fetttransporter. Je geringer dieser ist, desto leichter sind die Lipoproteine. Bei VLDLs ist der Proteingehalt gering.

Bei den LDLs (= low density lipoprotein = Lipoproteine geringer Dichte) ist der Proteingehalt höher. Die LDLs enthalten sehr große Mengen Cholesterin. Sie befördern es von der Leber in den ganzen Körper. Daher ist ein hoher LDL-Wert auch schlecht, denn viel LDL-Cholesterin in den Blutgefäßen bedeutet ein hohes Risiko, an Arteriosklerose zu erkranken. Ein LDL-Übermaß lagert sich in den Gefäßwänden ab. Der LDL-Spiegel sollte gering sein. Eine Cholesterinmessung, die keine Aussage über den LDL-Wert macht, ist überflüssig.

Die HDLs (= high density lipoprotein = Lipoproteine hoher Dichte) enthalten relativ viel Eiweiß und Cholesterin. Doch sie transportieren das Cholesterin aus dem ganzen Körper zur Leber zurück. Daher ist ein hoher HDL-Wert auch gut, denn das »gute« Cholesterin schützt vor Arteriosklerose. In der Leber werden aus Cholesterin Gallensäuren aufgebaut, die für die Verdauung in den Dünndarm abgegeben werden. Die HDLs tragen zum Abbau von zuviel Cholesterin im Blutgefäßsystem bei. Es beugt Arteriosklerose vor und ist in der Lage, Verengungen zu vermindern. HDL beugt dem Herzinfarkt vor. Das HDL sollte möglichst hoch sein. Eine Cholesterinmessung, die keine Aussage über die Höhe des HDLs macht, ist überflüssig.

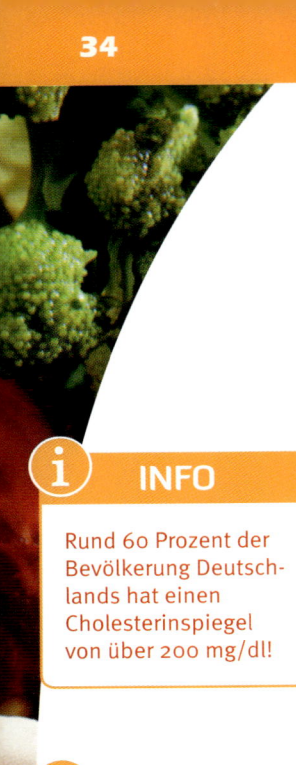

INFO

Rund 60 Prozent der Bevölkerung Deutschlands hat einen Cholesterinspiegel von über 200 mg/dl!

INFO

HDL rauf — LDL runter ist die Devise für ein Herz-Gefäß-gesundes Leben

Frauen haben normalerweise bis zum Klimakterium ein hohes HDL und sind daher vor Arteriosklerose sowie Herzinfarkt geschützt. Mit dem Klimakterium wird der Herzinfarkt auch für Frauen zur häufigsten Todesursache. Das gute HDL-Cholesterin steigt durch regelmäßige Bewegung (Ausdauersport) sowie das B-Vitamin Niacin. Es ist bekannt, dass Jogger ein hohes HDL haben. Auch eine herzgesunde Ernährung kann das HDL steigern und das LDL senken. Durch die optimale Versorgung und Niacin kann der HDL-Spiegel deutlich steigen.

Zielwerte für den Cholesterinspiegel:

- Triglyceride nicht über 200 mg/dl
- Gesamtcholesterin nicht über 200-250 mg/dl
- LDL nicht über 155 mg/dl
- HDL nicht unter 45 mg/dl

Regelmäßig Cholesterin messen ist wichtig

Mediziner empfehlen, den Cholesterinspiegel mindestens zweimal jährlich zu messen. Bei erhöhten Cholesterinwerten ist es erforderlich, vierteljährlich den Cholesterinspiegel zu bestimmen. Die Effektivität einer Anti-Cholesterinkur oder von cholesterinspiegelsenkenden Arzneimitteln läßt sich frühestens nach vier Wochen darstellen, da der Cholesterinspiegel im Gegensatz zu den Neutralfetten (Triglyzeride) nicht rasch auf eine Ernährungsumstellung oder medikamentöse Therapie reagiert. Wenn Sie sich an die in diesem Buch beschriebene Anti-Cholesterinkur halten, sollten Sie nach 4 bis 6 Wochen die erreichte Senkung des Gesamtcholesterins, des LDL und die Höhe des HDL überprüfen. Das HDL sollte möglichst nicht abfallen, sondern gesteigert werden. Bei einer Cholesterinmessung sollten immer Gesamtcholesterin (Total Cholesterol), HDL und LDL bestimmt werden.

Problemfall Cholesterinmessung

Beim ärztlichen Checkup wird in der Regel nur das Gesamtcholesterin gemessen. Das ist zwar preiswert, aber es macht kaum eine sinnvoll Aussage über das Herz-Gefäß-Risiko. Erst wenn dieses den Sollwert von 200 mg/d deutlich überschreitet, kann der Arzt bei Kassenpatienten das HDL und das LDL messen. Durch diese vorgeschriebene Vorgehensweise werden viele Menschen, die eine Therapie benötigen, nicht behandelt. Und ein erhöhtes Gesamtcholesterin kann auch ungefährlich sein, sofern das HDL hoch genug ist. Damit kommt es auch zu überflüssigen Doppelmessungen, die die Kosten im Gesundheitswesen in die Höhe treiben. Nur die Messung des Gesamtcholesterins ist wenig aussagekräftig. In den meisten Fällen müssen die Patienten mehrfach zum Arzt, um eine genau Aussage über ihr Herz-Gefäß-Risiko zu erhalten. Und die Vorgaben sehen außerdem nicht vor, dass der Arzt den Cholesterinspiegel vierteljährlich messen kann. Selbst bei Privatpatienten ist das oft ein Problem. Vor diesem Hintergrund ist es hilfreich, dass es inzwischen rezeptfreie Cholesterin-Selbsttests gibt. Der CholesterinCHECK von der NanoRepro AG ist rezeptfrei in der Apotheke oder dem Internetshop des Marbuger Unternehmens (www.cholesterincheck.com) erhältlich.

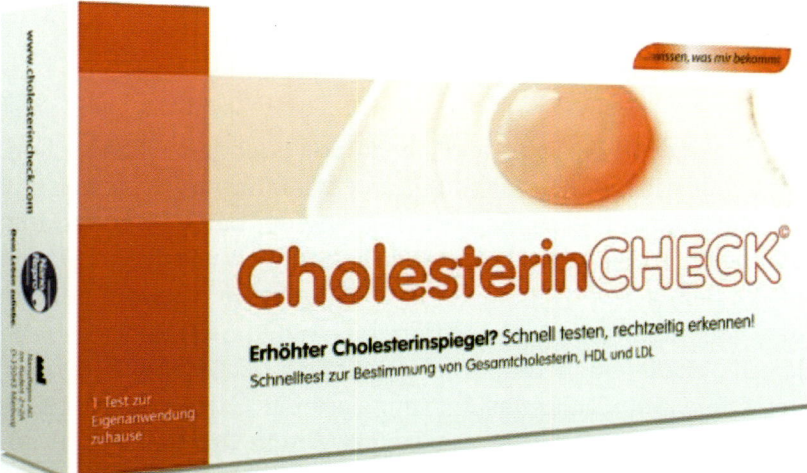

Der CholesterinCHECK misst auch das HDL

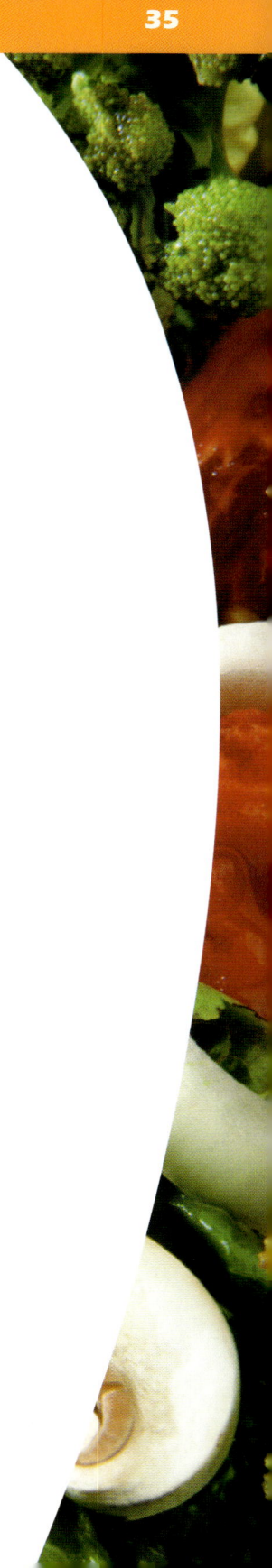

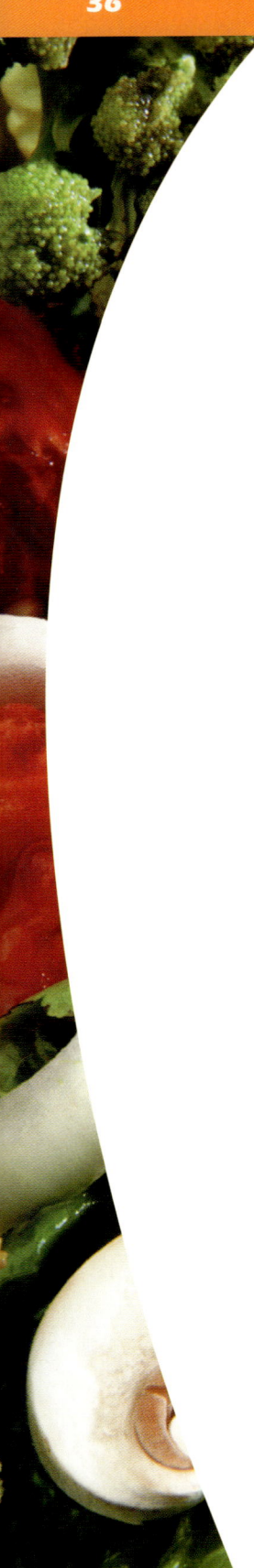

Der CholesterinCHECK

Da Gesundheit das höchste Gut ist, messen immer mehr Menschen Ihre Blutfette zuhause selbst. Der CholesterinCHECK hat den Vorteil, dass mit einer Messung Gesamtcholesterin und HDL bestimmt werden. Der LDL-Wert läßt sich an einer Drehscheibe einfach bestimmen. Eine Punktion der Venen mit vorheriger Stauung ist für den CholesterinCHECK nicht erforderlich. Das Blut wird dafür vielmehr schmerzarm aus der Fingerbeere (Fingerspitze oder Fingerkuppe) oder auch aus dem Ohrläppchen gewonnen. Dafür liegt dem CholesterinCHECK eine sterile Einmal-Stechhilfe bei. Bitte bereiten Sie Ihre Fingerbeere richtig vor, damit leicht ausreichend Blut gewonnen werden kann. Waschen Sie sich kurz warm die Hände, um saubere Blutproben zu gewinnen können. Dann halten Sie den Arm nach unten und massieren kurz den Finger von der Fingerwurzel zur Fingerkuppe. Das erhöht die Durchblutung. Die Fingerkuppe wird rot. Dann stechen Sie mit der Stechhilfe in die seitliche Fingerbeere und drücken mit einer streichenden Bewegung Blut heraus. Streichen Sie dafür von der Fingerwurzel zur Fingerkuppe. Aber der CholesterinCHECK hat noch mehr Vorteile: Es muss kein Termin beim Arzt zur Blutabnahme vereinbart werden, es ist kein Arztbesuch mit langen Wartezeiten erforderlich, es muss keine Quartalsgebühr entrichtet werden und er kann bequem regelmäßig zuhause durchgeführt werden.

Wie der CholesterinCHECK funktioniert

Gewinnung von Blut aus der Fingerkuppe oder dem Ohrläppchen. Die zwei beiliegenden Minipipetten gemäß Gebrauchsanweisung mit Blut füllen. Halten Sie zunächst eine der beiden der Packung beiliegenden Pipetten gegen den Blutstropfen und füllen Sie sie bis zu dem schwarzen Punkt mit Blut (halbvoll). Wiederholen Sie den Vorgang mit der zweiten Pipette. Geben Sie mit der Pipette jeweils exakt einen Blutstropfen auf das vorgesehene Testfeld der CholesterinCHECK-Testkassette, um die Cholesterinmessung zu beginnen. Warten Sie exakt eine Minute (6o Sekunden) ab, bevor Sie die Testkassette nach dem Auftragen der Bluttropfen umdrehen und die Ergebnisse vom Cholesterintest ablesen. Das Gesamtcholesterin und das HDL können Sie direkt ablesen. Den LDL-Wert können Sie mit einer Drehscheibe ermitteln oder über die Internetseite www.cholesterincheck.com auswerten lassen.

Experten-Interview zum Cholesterinselbsttest

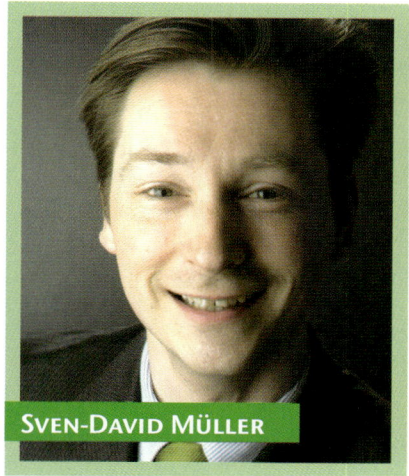

SVEN-DAVID MÜLLER

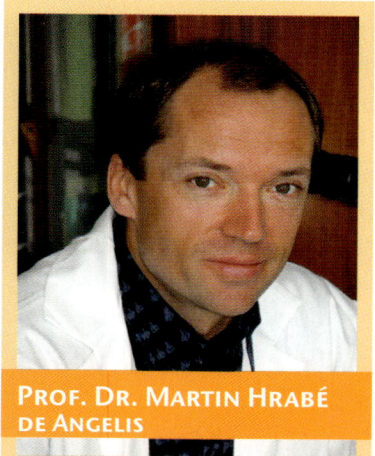

PROF. DR. MARTIN HRABÉ DE ANGELIS

Sven-David Müller (SDM) hat Prof. Dr. Martin Hrabé de Angelis zum Thema Cholesterin und Cholesterin-Selbsttests befragt.

SDM: Immer wieder hört man vom „Risikofaktor" Cholesterin. Ist Cholesterin denn wirklich gefährlich für unsere Gesundheit?

Professor de Angelis: Wie in den meisten Fällen ist es auch bei Cholesterin so, dass es nur in Maßen gesund ist. Da unser Körper aber ohne das Blutfett nicht richtig funktionieren würde, sollte man es auch nicht als Gefahr pauschalisieren. Zudem müssen Sie immer zwischen Gesamtcholesterin und dem sogenannten guten und schlechten Cholesterin unterscheiden- nicht immer sind hohe Werte gleichzusetzen mit einer Bedrohung für unsere Gesundheit.

SDM: Wozu benötigt unser Körper Cholesterin?

Professor de Angelis: Cholesterin erfüllt im menschlichen Körper verschiedene Aufgaben und ist daher sehr wichtig. Beispielsweise setzt der Körper Cholesterin für die Produktion von Vitamin D (wichtig für den Knochenaufbau) ein, es ist Bestandteil der Zellmembran und dient als Transportmolekül.

SDM: Und was versteht man unter den Begriffen gutes und schlechtes Cholesterin?

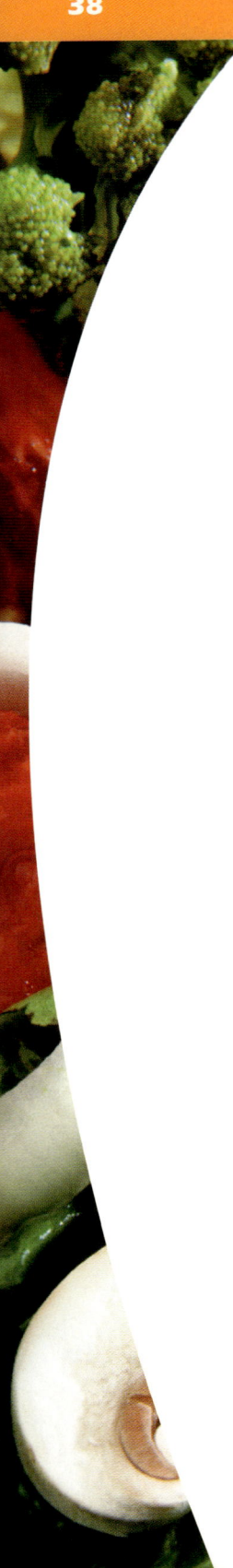

Professor de Angelis: Soll der Cholesterinspiegel bestimmt werden, werden die drei wichtigen Parameter Gesamtcholesterin, HDL („gutes Cholesterin") und LDL („schlechtes Cholesterin") gemessen. Der Gesamtcholesterinwert ist zwar eine gute Ausgangsbasis, aber nicht aussagekräftig genug, um beispielsweise das Herz-Kreislauf-Risiko einschätzen zu können. Das gute HDL übernimmt die Aufgabe, Cholesterin weg von den Gefäßen und hin zur Leber zu transportieren, wo es dann abgebaut werden kann. Das schlechte Cholesterin hingegen füllt die Gefäße mit Cholesterin und sorgt so für ein erhöhtes Herzinfarkt-Risiko. Ideal wäre also ein möglichst hoher HDL- und ein geringer LDL-Wert. „HDL rauf und LDL runter!" lautet die Devise.

SDM: Wie viele Bundesbürger sind von zu hohen Cholesterinwerten betroffen?

Professor de Angelis: Bei mehr als 60 Prozent liegen die Werte des Gesamtcholesterins über 200 mg/dl. Schätzungsweise jeder dritte Deutsche hat einen deutlich erhöhten Cholesterinspiegel. Die meisten wissen das allerdings nicht. Ausgelöst wird ein zu hoher Cholesterinspiegel oftmals durch falsche Ernährung. Heute muss es meist schnell gehen, so dass wir häufig zu sehr fetthaltigem Essen greifen. Ernähren wir uns über längere Zeit sehr ungesund, füllen sich die Arterien mit Cholesterin und verengen. In der Folge kann es zu Arteriosklerose oder gar einem Herz-Infarkt kommen.

SDM: Also sollten wir alle unseren Cholesterinspiegel mehrmals im Jahr prüfen?

Professor de Angelis: Die regelmäßige Kontrolle des Cholesterins ist durchaus wichtig. Ihre persönlichen Werte können Sie beispielsweise mit einem Schnelltest wie CholesterinCHECK innerhalb weniger Minuten zuhause ermitteln.

SDM: Worin sehen Sie die Vorteile eines solchen Tests?

Professor de Angelis: Die Testdurchführung beträgt maximal 10 Minuten, Sie haben somit die Ergebnisse schnell vorliegen. Durch das einfache Anwendungsprinzip kann jeder den Test bequem zuhause machen. Klarer Vorteil des Tests ist außerdem die gleichzeitige Bestimmung der Werte Gesamtcholesterin, HDL und LDL.

SDM: Wie oft sollte man den Cholesterinspiegel überprüfen?

Professor de Angelis: Das kommt auf die gesundheitliche Verfassung der jeweiligen Person und die Zusammenstellung weiterer Risikofaktoren an. Generell sollten alle Frauen ab 45 Jahren und Männer ab 35 Jahren Ihren Cholesterinspiegel prüfen. Menschen, die in die sogenannten Risikogruppen fallen wie Raucher, Diabetiker, Übergewichtige oder Menschen mit hohem Blutdruck, sollten ihren Cholesterinspiegel bereits mit 20 Jahren kennen und prüfen. Sobald jemand weiß, dass seine Cholesterinwerte zu hoch sind, sollten die Ernährung und die Lebensumstände umgestellt werden. Gleiches gilt bei zu niedrigen Werten, denn auch sie können auf ernste Erkrankungen hinweisen. Dann empfiehlt sich eine regelmäßige Kontrolle 3 bis 4 Mal pro Jahr. Hier ist natürlich ein Schnelltest wie CholesterinCHECK hilfreich- vor allem, wenn man prüfen möchte, inwieweit die Ernährungsumstellung und sportliche Aktivität und Bewegung bereits geholfen haben. Ein Arztbesuch ist dann für Anamnese und die richtige Behandlung wichtig.

SDM: Kann ich einen hohen Cholesterinspiegel bemerken?

Professor de Angelis: Erhöhte Cholesterinwerte bemerkt man meist erst dann, wenn es schon fast zu spät ist- beispielsweise im Rahmen einer Diagnose wie Arteriosklerose. Zu hohes Cholesterin löst keine Beschwerden wie Schmerzen oder Übelkeit aus; das macht es umso gefährlicher und einen Selbsttest wie CholesterinCHECK umso sinnvoller.

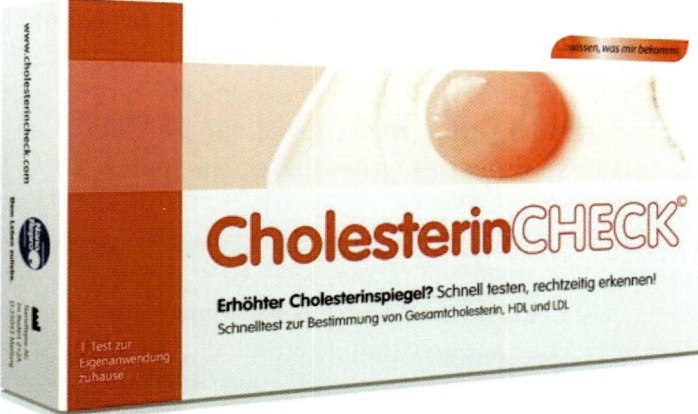

Nähere Infos unter www.cholesterinCHECK.com

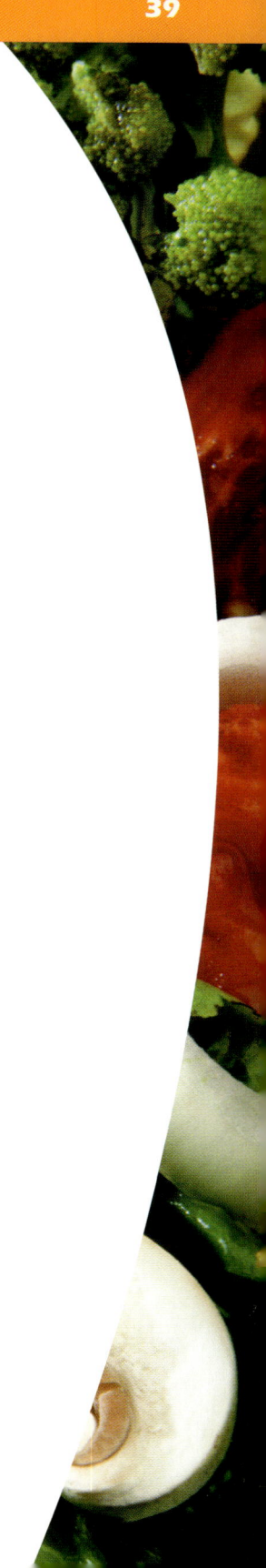

Cholesterintest CholesterinCHECK ist in klinischen Studien geprüft

Die Sicherheit Cholesterin mit dem Cholesterintest Cholesterin-CHECK zu messen wurde in klinischen Studien geprüft. Die Untersuchungen des Cholesterintest CholesterinCHECK ergab eine Genauigkeit des Cholesterin-Tests von mehr als 99 Prozent. Damit ist der Cholesterintest CholesterinCHECK als außerordentlich genau zu bezeichnen. Darüber hinaus ist unser Cholesterintest ein Kassettentest und nutzt somit ein Verfahren, dass bei Ärzten und in medizinischen Labors als die sicherste Cholesterin-Test-Methode gilt.

Cholesterin-Testkassette — der CholesterinCHECK

Die Cholesterin-Testkassette – also der Cholesterintest Cholesterin-CHECK der NanoRepro AG - ist bis unmittelbar vor Ihrem Cholesterintest mit einer schützenden Folie umschlossen, was den hohen Anspruch an Hygiene unterstreicht. Der Cholesterinwert kann mit dem Cholesterintest CholesterinCHECK besonders leicht und zuverlässig gemessen werden: Mit beiliegender Stechhilfe pieksen Sie sich kurz in den Finger, die Blutprobe wird mit beiliegender, steriler Pipette aufgezogen und auf den entsprechenden Teil der Cholesterin-Testkassette aufgetragen, um das Cholesterin zu messen. Das Ergebnis (Cholesterinwert) kann nach 5 Minuten abgelesen werden.

Wir brauchen Cholesterin — doch zu viel verkalkt die Gefäße

Das Nahrungscholesterin hat kaum Einfluss auf den Cholesterinspiegel im Blut. Heute wird der Nahrungscholesterinzufuhr von Seiten der Wissenschaftler nicht mehr dasselbe Augenmerk geschenkt wie früher. Viel wichtiger ist es, weniger Fett, möglichst keine Transfettsäuren und wenig gesättigte Fettsäuren aufzunehmen, als beim Cholesterin übertrieben zu sparen. Es spricht nichts gegen zwei bis vier Eier wöchentlich, die in der Tat sehr cholesterinreich sind. Aber Eier enthalten auch Lecithin. Diese Substanz wirkt cholesterinspiegelsenkend. Es gibt übrigens Menschen, die auf das Nahrungscholesterin fast überhaupt nicht reagieren, bei anderen hingegen ist die Reaktion stärker. Die maximale Nahrungscholesterin-Menge liegt zwischen 300 und 400 Milligramm täglich. Cholesterin kommt ausschließlich in tierischen, nicht in pflanzlichen Nahrungsmitteln vor.

HITLISTE DER CHOLESTERINREICHEN LEBENSMITTEL (CHOLESTERINGEHALT JE 100 G LEBENSMITTEL)	
Hühnerei Eigelb	1260 mg
Lebertran	850 mg
Hühnerei	396 mg
Rinderleber	342 mg
Schweineleber	331 mg
Kaviar echt	300 mg
Löffelbiskuit	281 mg
Butter	240 mg
Mayonnaise 80 % Fett	237 mg
Milchspeiseeis	187 mg
Kalbsleberwurst	185 mg
Garnelen frisch	152 mg
Krebstiere (Krustentiere)	145 mg
Butter, halbfett	140 mg

Wasserlösliche Ballaststoffe senken den Cholesterinspiegel

Die vom Körper in der Leber produzierten Cholesterinmengen dienen in erster Linie der Herstellung von Gallensäuren. Ohne diese könnten wir Fett nicht verdauen. Die Gallensäuren schüttet die Leber über die Gallenflüssigkeit in die Gallenblase und den Dünndarm aus. Da der Körper Cholesterin nur ungern verschwendet, holt er es sich aus den Gallensäuren nach der Fettemulgation im Dickdarm zurück. Es gibt aber Möglichkeiten, den Körper am Zurückholen des Cholesterins zu hindern: Bestimmte wasserlösliche Ballaststoffe binden sozusagen die Gallensäuren mit dem Cholesterin, die dann mit dem Stuhlgang ausgeschieden werden. Da der Körper aber neue Gallensäuren aufbauen muss, holt er sich Cholesterin aus dem Blut über Rezeptoren in die Leber. Damit sinkt der Cholesterinspiegel. Dabei sinkt insbesondere das LDL.

Die ballaststoffreichen Samenschalen einer Spitzwegerichart (Plantago-ovata-Samenschalen) aber auch Apfel-Pektin oder Guar sind in dieser Hinsicht besonders wirkungsreich: Sie senken den Cholesterinspiegel um 10 bis 20 Prozent, das LDL-Cholesterin um 15 bis 25 Prozent, wenn zu den drei Hauptmahlzeiten jeweils 3 Gramm davon eingenommen werden. In Deutschland sind Plantago ovata Samenschalen in Apotheken frei verkäuflich erhältlich (z.B. Mucofalk). Es enthält mehr cholesterinspiegelsenkende Ballaststoffe als Haferflocken oder Leinsamen. Insgesamt ist aber eine ballaststoffreiche Ernährung (z. B. Nüsse, getrocknete Früchte, Getreide oder Hülsenfrüchte) ideal zum Vorbeugen und Behandeln einer Hypercholesterinämie.

Die medikamentöse Behandlung eines erhöhten Cholesterinspiegels

Ein erhöhter Cholesterinspiegel steht nicht in jedem Falle mit dem erhöhten Konsum von Cholesterin oder Fett mit der Nahrung in Zusammenhang. Bisweilen liegt eine erbliche Fettstoffwechselstörung vor. Das Ziel einer medikamentösen Lipidsenkung ist, die erhöhten Neutralfette, das erhöhte LDL oder das niedrige HDL zu normalisieren. Die Medikamente müssen in der Regel lebenslang eingenommen werden. Und bitte beachten Sie: Sie sind nur im Rahmen einer herzgesunden Kost und der Veränderung des Lebensstils wirksam! Vor einer medikamentösen Therapie wird über mindestens 4 bis 6 Wochen die Ernährungsweise umgestellt, um festzustellen, ob Medikamente, die oft Nebenwirkungen und Wechselwirkungen verursachen, überhaupt erforderlich sind. Mindestens 75 Prozent der Menschen mit erhöhten Blutfettwerten benötigen keine Medikamente.

Sekundäre Pflanzenstoffe: die Phytosterine

Laut Definition sind sekundäre Pflanzenstoffe natürliche Inhaltsstoffe insbesondere von Frischobst, Gemüse, Kräutern, Gewürzen, Hülsenfrüchten, Samen, Nüssen und Getreide. Sie liefern keine Energie, sondern verleihen Aroma, Duft und Farbe. Sie schützen die Pflanze vor schädigenden Umwelteinflüssen – und sie haben gesundheitsförderliche Eigenschaften für den Menschen. Da Kohlenhydrate, Proteine und Fette primäre Inhaltsstoffe sind, werden die Pflanzenstoffe als sekundär eingruppiert. Es gibt neun Gruppen von sekundären Pflanzenstoffen – unter ihnen sind besonders die cholesterinspiegel-senkenden Phytosterine (=Pflanzensterine) hervorzuheben.

Phytosterine schützen Herz und Gefäße

Phytosterine sind in ihrer chemischen Struktur dem Cholesterin sehr ähnlich. Dadurch hemmen sie die Aufnahme von Cholesterin (sowohl dem Nahrungscholesterin als auch dem Cholesterin der Gallensäuren) im Darm und fördern die Ausscheidung des Cholesterins mit dem Stuhlgang – Als Folge davon sinken das Gesamt- und LDL-Cholesterin deutlich, nicht jedoch das schützende HDL-Cholesterin. In geringen Mengen kommen sie natürlicherweise in fettreichen pflanzlichen Nahrungsmitteln wie Nüssen, Hülsenfrüchten, Sonnenblumenkernen, Sojabohnen sowie Sesamsamen vor. Es gibt eine Reihe von

Aufstrichfetten, Drinks oder Vitamin-Tabletten die mit Phytosterinen angereichert sind. Der Konsum von phytosterinreichen Produkten verursacht im Gegensatz zu Medikamenten keine Nebenwirkungen und ist wissenschaftlich eindeutig nachgewiesen wirksam.

Reich an Phytosterinen: becel pro-activ

Das Aufstrichfett becel pro-activ enthält Phytosterine, die den LDL-Spiegel um 10 bis 15 Prozent und somit auch das Herzinfarktrisiko deutlich senken können. Die Diät-Halbfettmargarine ermöglicht es gleichzeitig die Gesamtfettzufuhr einzuschränken. Die in dem Produkt verwendeten Phytosterine stammen aus Sonnenblumenkernen, Sojabohnen und Raps.

PHYTOSTERINGEHALT IN MG PRO 100 G	
Gemüse	1 bis 100
Obst	2 bis 30
Getreide	1 bis 200
Saaten und Nüsse	22 bis 714
Raps- und Sonnenblumenöl	100 bis 800
Margarine	100 bis 300
becel pro-activ	8000

Pflanzliche Öle haben auch einen relativ hohen Phytosteringehalt. Die cholesterinsenkende Wirkung von Phytosterinen ist besonders hoch, wenn sie in Fett gelöst sind – wie z. B. in Margarine. Bei durchschnittlicher Ernährung werden 0,2 bis 0,4 Gramm täglich aufgenommen. Um einen ausreichenden Effekt auf den LDL-Wert zu erzielen, ist eine tägliche Zufuhr von 1,5 bis 2,0 Gramm notwendig. Dies entspricht einer Menge von 20 bis 25 Gramm (etwa zwei gestrichene Esslöffel) eines Spezialproduktes täglich. becel pro-activ ist glutenfrei, weizenfrei, frei von Milchprodukten (geeignet bei Laktose-Intoleranz und Milcheiweißallergie) und geeignet für eine streng natriumarme Ernährung. Um die in 20 Gramm becel pro-activ enthaltenen Phytosterine aufzunehmen, müssten ersatzweise 300 Gramm Sonnenblumenkerne verzehrt werden. Das wäre extrem kalorienreich und würde die Entstehung von Übergewicht fördern. Der Effekt auf den relativ träge reagierenden Cholesterinspiegel folgt bei täglichem Verzehr von 20 bis 25 Gramm becel pro-activ nach drei bis vier Wochen. becel pro-activ ist im Rahmen der europäischen Novel-Food-Verordnung als »Funktionelles Lebensmittel« (Functional Food) zugelassen. Als funktionelles Lebensmittel ist auch der cholesterinspiegelsenkende Drink Danacol von Danone zugelassen.

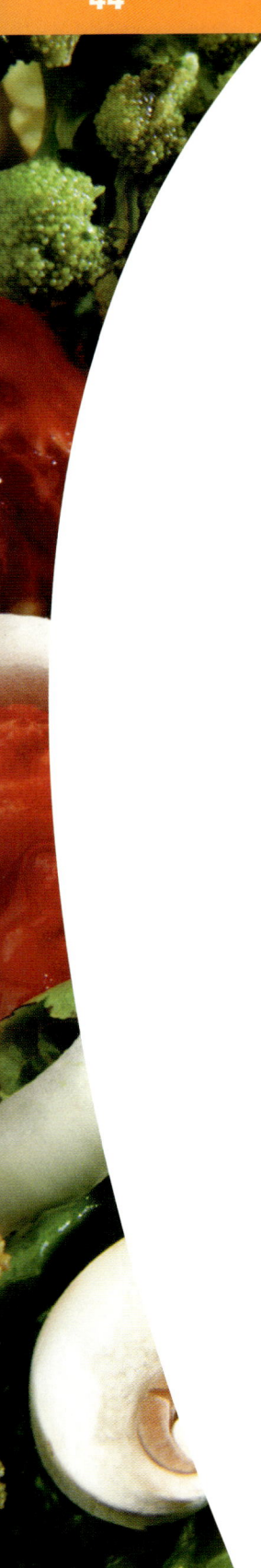

Danacol ist der cholesterinsenkende Trinkjoghurt von Danone: Er wurde mit Phytosterinen (pflanzliche Sterine) angereichert, um im Rahmen einer gesunden Ernährungsweise einen erhöhten Cholesterinspiegel zu senken. Mit Danacol kann die für die Senkung des LDL-Spiegels notwendige Menge an Phytosterinen leicht und lecker aufgenommen werden. Ein Fläschchen Danacol enthält 1,6 Gramm der wertvollen Pflanzensterine. Der cholesterinspiegelsenkende Trinkjoghurt ist in den Geschmacksrichtungen „Classic", „Erdbeere" und „Multifrucht" im Lebensmittelhandel (Kühlregal) erhältlich. Ebenfalls reich an Pflanzensterinen ist das Vitaminpräparat „Centrum Cardio".

Arteriosklerose-Risiko durch Homocystein

Seit einigen Jahren sehen Wissenschaftler einen Zusammenhang zwischen einem erhöhten Homocysteinspiegel und dem Risiko einer Arteriosklerose-Erkrankung. Das Deutsche Institut für Ernährungsmedizin und Diätetik, Bad Aachen, nennt die vier Wirkungen des Homocysteins auf die arteriosklerotischen Erscheinungen:

- Schädigung der Gefäßwandzellen der Arterien
- Einfluss auf das Wachstum glatter Muskelzellen in den Gefäßwänden
- erhöhte Neigung zur Blutverklumpung in den Gefäßen
- Bildung reaktiver Sauerstoffverbindungen und damit verbundene LDL-Oxidation

Homocystein ist eine Vorstufe der Aminosäure Methionin. Bei der Umwandlung spielen die Vitamine B^6, B^{12} und Folsäure als Kofaktor eine wichtige Rolle. Amerikanische Studien zeigen, dass die Zufuhr der genannten Vitamine das Risiko einer Herz- oder Gefäßerkrankung senkt. Bei Personen mit unzureichender Zufuhr von Vitamin B^6, B^{12} und Folsäure wurde der höchste Bluthomocysteinwert festgestellt. Die Deutsche Gesellschaft für Ernährung (DGE) empfiehlt eine Folatzufuhr von 400 Mikrogramm pro Tag, eine Vitamin B^6-Zufuhr von bis zu 1,5 Milligramm sowie eine Aufnahme von 3 Mikrogramm Vitamin B^{12}. Die amerikanischen Empfehlungen für die Folatzufuhr liegen ebenfalls bei 400 Mikrogramm pro Tag. Deshalb fordern amerikanische Fachgesellschaften eine Anreicherung der Lebensmittel, beispielsweise der Getreideprodukte, mit einer Kombination von B^6, B^{12} und Folsäure. Dadurch, so die Wissenschaftler, könnte ein Rückgang der Todesfälle durch koronare Herzerkrankungen in den USA um 50 000 Fälle jährlich erreicht werden. Dies entspräche in Deutschland einem Rückgang um ca. 15 000 Fälle! Besprechen Sie die Einnahme von Vitamin B^6, B^{12} und Folsäure mit Ihrem Arzt.

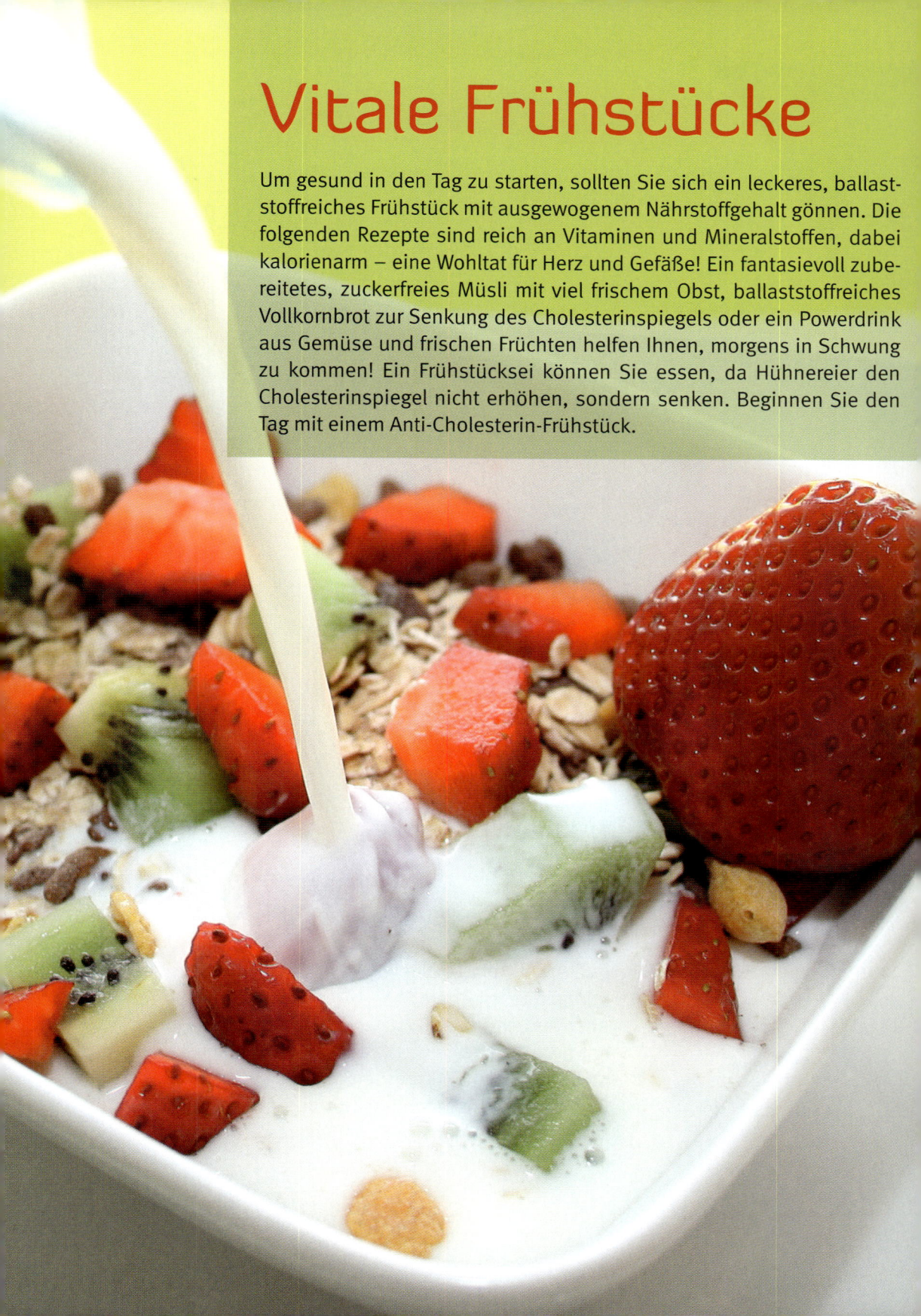

Vitale Frühstücke

Um gesund in den Tag zu starten, sollten Sie sich ein leckeres, ballast-stoffreiches Frühstück mit ausgewogenem Nährstoffgehalt gönnen. Die folgenden Rezepte sind reich an Vitaminen und Mineralstoffen, dabei kalorienarm – eine Wohltat für Herz und Gefäße! Ein fantasievoll zube-reitetes, zuckerfreies Müsli mit viel frischem Obst, ballaststoffreiches Vollkornbrot zur Senkung des Cholesterinspiegels oder ein Powerdrink aus Gemüse und frischen Früchten helfen Ihnen, morgens in Schwung zu kommen! Ein Frühstücksei können Sie essen, da Hühnereier den Cholesterinspiegel nicht erhöhen, sondern senken. Beginnen Sie den Tag mit einem Anti-Cholesterin-Frühstück.

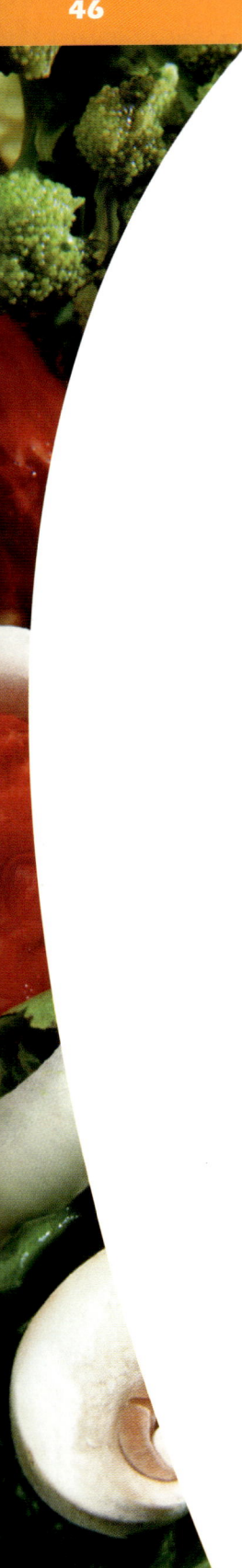

Morgensonne

Zutaten für 1 Portion:

- 120 g Möhren,
- 40 g Sellerie,
- Saft einer halben Zitrone,
- 100 ml stilles Wasser

Zubereitungszeit: etwa 10 Minuten

- Die Möhre und den Sellerie putzen, waschen und im Entsafter zu Saft pressen.
- Den Zitronensaft dazugeben und mit 1 bis 2 Eiswürfeln verrühren.
- Anschließend mit dem Mineralwasser auffüllen und in einem Glas servieren.

1 Portion enthält:
63 kcal
1,8 g Eiweiß
0,4 g Fett
1,6 g Kohlenhydrate
5,4 g Ballaststoffe
0,2 g mF
0 g eF
0,1 g gF
0 mg Cholesterin

TIPP

Gleich eine größere Menge zubereiten.

Muntermacher

Zutaten für 1 Portion:

- 1-2 Möhren,
- ½ kleine Rote Bete,
- ½ Apfel,
- Saft einer halben Orange und Zitrone,
- 1 Prise Ingwer

Zubereitungszeit: etwa 10 Minuten

- Die Möhren waschen und putzen, die Rote Bete schälen und vierteln.
- Den Apfel vierteln und vom Kerngehäuse befreien.
- Anschließend das Gemüse zusammen mit dem Apfel im Entsafter zu Saft pressen.
- Danach den Orangen- und Zitronensaft hinzugeben und mit dem Ingwer abschmecken.

1 Portion enthält:
145 kcal
3,4 g Eiweiß
0,9 g Fett
28,6 g Kohlenhydrate
9,9 g Ballaststoffe
0,5 g mF
0,1 g eF
0,2 g gF
0 mg Cholesterin

TIPP

Gleich eine größere Menge zubereiten. Der Apfel enthält den cholesterinspiegel-senkenden Ballast-stoff Pektin. Dieser ist auch in Zitrusfrüchten enthalten.

Fruchtbombe

Zutaten für 1 Portion:
- ½ Banane,
- ½ Kiwi,
- 75 g Weintrauben,
- ½ Orange,
- etwas Zitronensaft

Zubereitungszeit: etwa 10 Minuten
- Die Banane und die Kiwi schälen und in Stücke schneiden.
- Die Trauben waschen und zusammen mit der Banane und der Kiwi im Entsafter zu Saft pressen.
- Den Orangensaft und etwas Zitronensaft hinzugeben.
- Das Getränk anschließend in ein Glas füllen und servieren.

1 Portion enthält:
208 kcal
2,7 g Eiweiß
0,9 g Fett
43,4 g Kohlenhydrate
5,4 g Ballaststoffe
0,3 g mF
0,1 g eF
0,3 g gF
0 mg Cholesterin

TIPP
Gleich eine größere Menge zubereiten.

Frischkornmüsli

Zutaten für 1 Portion:
- 25 g Weizenschrot,
- 2 EL fettarmer Joghurt,
- 1 EL Apfeldicksaft, Honig oder Süßstoff,
- 100 g gemischtes Obst

Zubereitungszeit: etwa 10 Minuten (ohne Einweichzeit)
- Den Weizenschrot mit 50 ml Wasser verrühren und über Nacht zugedeckt stehen lassen.
- Am nächsten Morgen den Joghurt und den Apfeldicksaft unter den Schrot rühren.
- Das Obst klein schneiden und mit dem Müsli anrichten.

1 Portion enthält:
229 kcal
5,1 g Eiweiß
1,3 g Fett
47,7 g Kohlenhydrate
4,6 g Ballaststoffe
0,3 g mF
0,3 g eF
0,5 g gF
2,0 mg Cholesterin

TIPP
Wenn Sie unter erhöhten Triglyzeridwerten leiden, sollten Sie Süßstoff und keine Honig, Zucker oder Fruchtzucker zum Süßen verwenden.

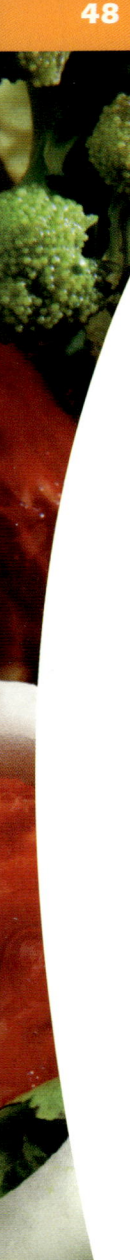

Bananenschaummüsli

Zutaten für 1 Portion:
- 25 g Haferflocken,
- 1 TL Kokosraspel,
- etwas frischer Ingwer,
- ½ Orange,
- ½ Banane,
- 125 g fettarme Dickmilch

Zubereitungszeit: etwa 15 Minuten
- Die Haferflocken zusammen mit den Kokosraspeln 5 Minuten anrösten.
- Die Ingwerwurzel schälen und fein reiben.
- Die Orange schälen, in Stücke schneiden und mit dem Ingwer und den Flocken mischen.
- Die Banane schälen, im Mixer zusammen mit der Dickmilch pürieren und anschließend über die Haferflockenmischung geben.

1 Portion enthält:
283 kcal
9,2 g Eiweiß
7,1 g Fett
43,1 g Kohlenhydrate
5,4 g Ballaststoffe
0,9 g mF
1,4 geF
4,3 g gF
7,5 mg Cholesterin

TIPP
Weizenschrot enthält reichlich Ballaststoffe, die auch den Cholesterinspiegel senken können. Noch besser ist dieser Effekt bei Haferschrot oder Vollkornhaferflocken. Anstatt Dickmilch können Sie auch Kefir verwenden. Kefir enthält reichlich gesunde Probiotika.

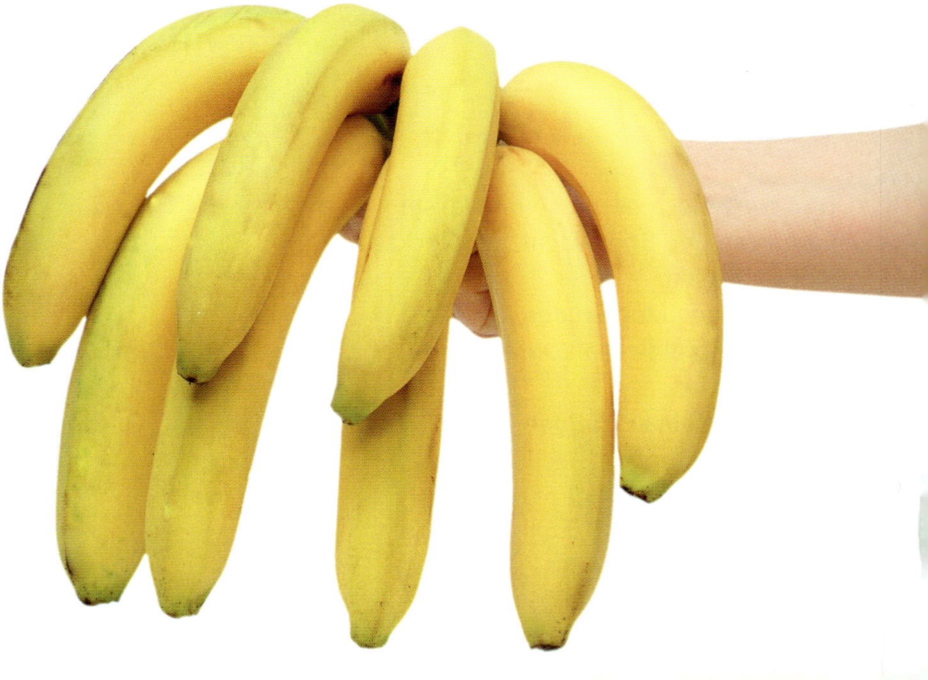

Kräutermüsli

Zutaten für 1 Portion:

- 4 EL Weizen, grob geschrotet,
- 4 EL Wasser,
- 1 kleine Möhre,
- ½ Apfel,
- 2 EL Sonnenblumenkerne,
- 2 EL gehackte Kräuter,
- 1 Prise jodiertes Kräutersalz,
- 150 g fettarmer Joghurt,
- 1 EL saure Sahne (10 % Fett),
- evtl. etwas Honig oder Süßstoff

Zubereitungszeit: etwa 15 Minuten (ohne Einweichzeit)

- Den Weizenschrot mit dem Wasser verrühren und über Nacht kühl und abgedeckt quellen lassen.
- Die Möhre schälen und grob raspeln. Den halben Apfel entkernen und mit Schale klein schneiden oder grob raspeln.
- Den Getreidebrei mit den Sonnenblumenkernen, der Möhre, dem Apfel, den Kräutern, Kräutersalz, Joghurt und saurer Sahne vermengen.
- Eventuell mit etwas Honig oder Süßstoff abschmecken.

1 Portion enthält:
499 kcal
20,6 g Eiweiß
24,6 g Fett
47,6 g Kohlenhydrate
11,2 g Ballaststoffe
12,8 g mF
5,6 g eF
4,8 g gF
13,1 mg Cholesterin

TIPP

Sonnenblumenkerne enthalten reichlich Phytosterine, die das LDL senken. Wenn Sie unter erhöhten Triglyzeridwerten leiden, sollten Sie Süßstoff und keine Honig, Zucker oder Fruchtzucker zum Süßen verwenden.

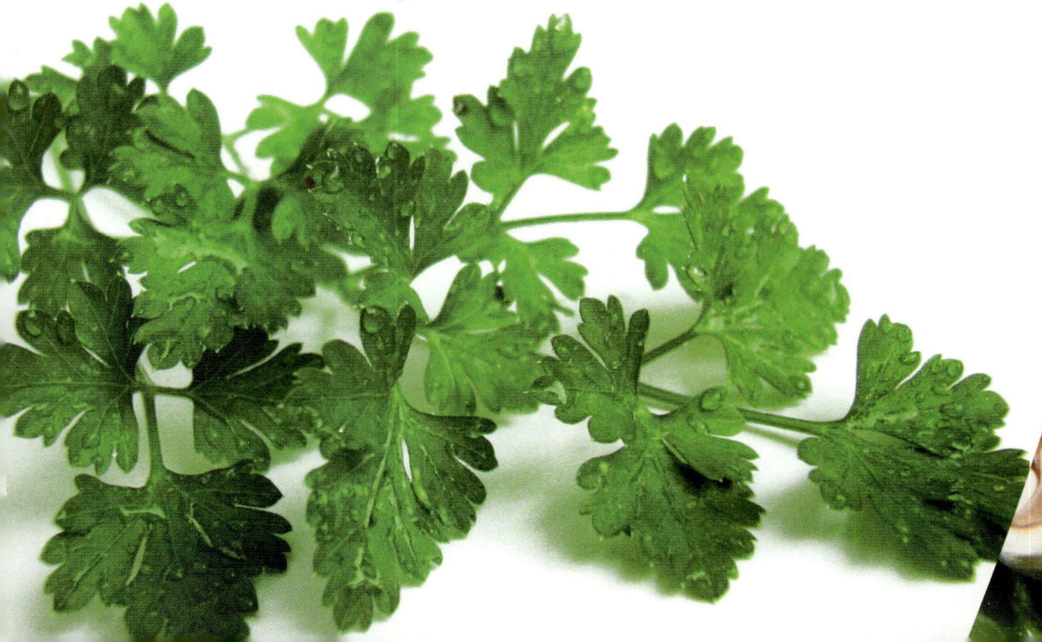

Frühstückshörnchen

Zutaten für 8 Hörnchen:

- 20 g Hefe,
- 250 ml lauwarmes Wasser,
- ½ TL Zucker,
- 400 g Dinkelmehl,
- 1 TL jodiertes Speisesalz

Zubereitungszeit: etwa 45 Minuten (ohne Gehzeiten)

- Die Hefe in 100 ml des lauwarmen Wassers mit dem Zucker verrühren und etwa 15 Minuten bei Raumtemperatur gehen lassen.
- Das Mehl mit dem Salz in einer Schüssel mischen und mit dem Hefeansatz und dem restlichen Wasser verkneten. Den Teig zugedeckt ungefähr eine Stunde gehen lassen.
- Den Teig dann noch einmal gut durchkneten und in 4 Portionen teilen.
- Die Teigstücke quadratisch ausrollen, diagonal halbieren und die entstandenen Dreiecke zur Spitze hin aufrollen.
- Die Hörnchen auf ein mit Backpapier ausgelegtes Backblech setzen und zugedeckt nochmals 25 bis 30 Minuten gehen lassen. Dann im vorgeheizten Backofen bei 225 °C 30 bis 40 Minuten backen. Sie gehen besonders gut auf, wenn man eine Schüssel mit kaltem Wasser auf den Backofenboden stellt.

1 Portion enthält:
163 kcal
6,6 g Eiweiß
2 g Fett
30,8 g Kohlenhydrate
5,5 g Ballaststoffe
0,6 g mF
0,2 g eF
1,2 g gF
0 mg Cholesterin

TIPP

Die Hörnchen schmecken besonders köstlich mit Marmelade als Belag. Hefe ist reich an gesunden B-Vitaminen. Zur gesunden Nahrungsergänzung können Sie auch täglich Bierhefe einnehmen.

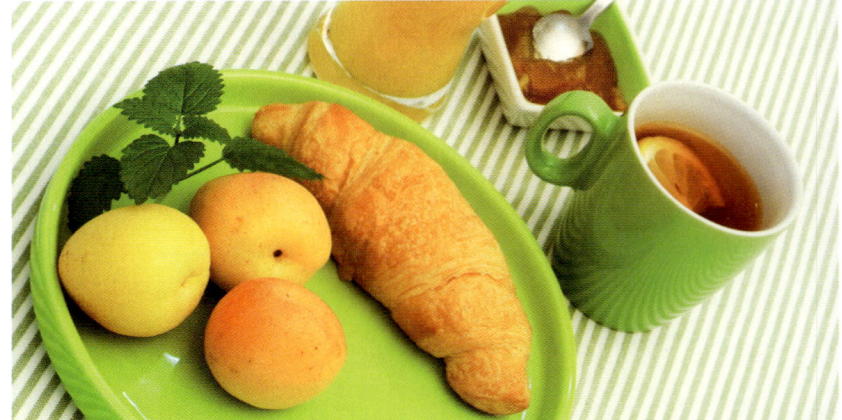

Apfel-Möhren-Rohkost

Zutaten für 2 Portionen:

- 1 mittelgroßer Apfel,
- 2 mittelgroße Möhren,
- jodiertes Speisesalz,
- Pfeffer,
- 2 TL Honig oder Süßstoff,
- 3 EL Zitronensaft,
- 1 EL Diät-Pflanzenöl,
- 2 EL gehackte Haselnüsse,
- einige Blätter Zitronenmelisse

1 Portion enthält:
200 kcal
4 g Eiweiß
10 g Fett
23 g Kohlenhydrate
5 g Ballaststoffe
5,0 g mF
3,3 g eF
1,7 g gF
0 mg Cholesterin

TIPP

Wenn Sie unter erhöhten Triglyzeridwerten leiden, sollten Sie Süßstoff und keine Honig, Zucker oder Fruchtzucker zum Süßen verwenden.

Zubereitungszeit: etwa 15 Minuten

- Apfel waschen, vierteln, Kerngehäuse entfernen und nach Belieben mit oder ohne Schale raspeln.
- Möhren schälen, waschen und ebenfalls fein raspeln.
- Salz, Pfeffer und Honig mit Zitronensaft und Diät-Pflanzenöl vermischen und zusammen mit einem Esslöffel Haselnüssen und etwas gehackter Zitronenmelisse unter die Apfel-Karotten-Rohkost heben.
- Auf zwei Schalen verteilen, mit einigen Blättern Zitronenmelisse und den restlichen Haselnüssen dekorieren.

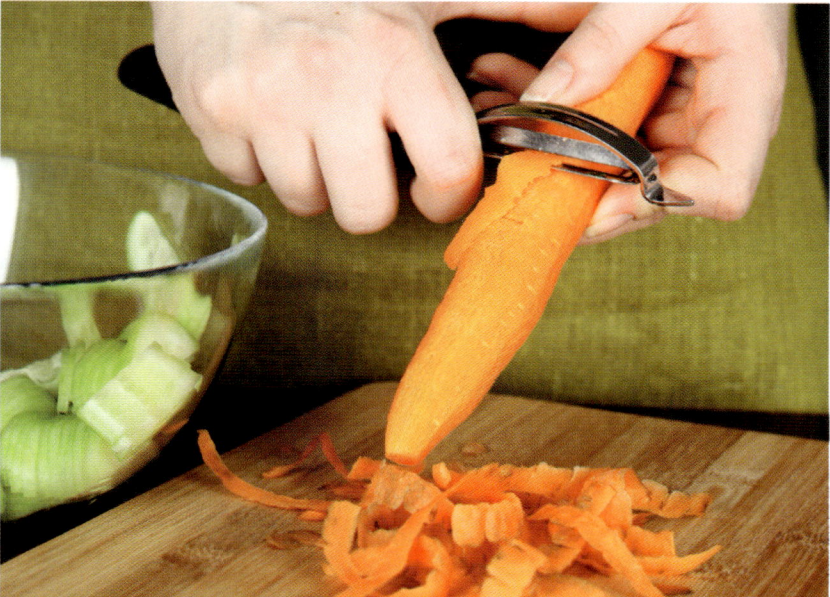

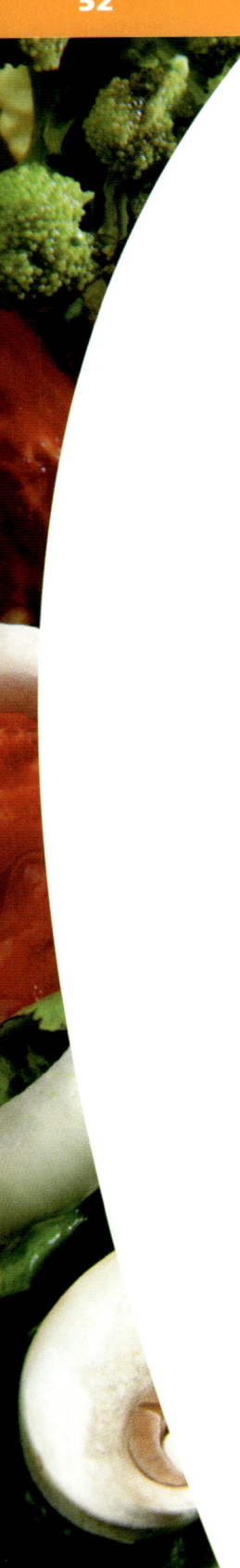

Pausenbrot »pro-activ«

Zutaten für 1 Portion:

- 1 Scheibe Sonnenblumenbrot,
- 1 TL Diätmargarine halbfett
  (z. B. becel pro-activ),
- 2 EL Hüttenkäse,
- 1 Tomate,
- 1 dicke Scheibe Gurke,
- 1 EL Alfalfasprossen,
- etwas gehackte Petersilie
  und Schnittlauch,
- jodiertes Speisesalz,
- bunter Pfeffer

1 Portion enthält:
175 kcal
9 g Eiweiß
5 g Fett
24 g Kohlenhydrate
4 g Ballaststoffe
2,0 g mF
1,4 g eF
1,6 g gF
6 mg Cholesterin

TIPP

Besonders gut schmeckt dieses Brot, wenn Sie das Sonnenblumenbrot vor dem Bestreichen toasten.

Zubereitungszeit: etwa 10 Minuten

- Das Brot mit der Diätmargarine und
  dem Hüttenkäse bestreichen.
- Die Tomate und die Gurkenscheibe entkernen und in kleine Würfel schneiden. Auf dem Käse verteilen.
- Mit Sprossen und Kräutern garnieren und mit Salz
  und buntem Pfeffer würzen.

Gemüseaufstrich

Zutaten für 1 Portion:

- 25 g Radieschen,
- 30 g Möhren,
- 5 g Zwiebeln,
- 30 g Magerquark,
- 10 g Schmand,
- jodiertes Speisesalz,
- Zitronensaft,
- Pfeffer

1 Portion enthält:
64,1 kcal
4,9 g Eiweiß
3,2 g Fett
3,7 g Kohlenhydrate
1,6 g Ballaststoffe
0,2 g mF
0,9 g eF
1,9 g gF
9,3 mg Cholesterin

TIPP

Anstatt Schmand können Sie auch Joghurt verwenden. Das spart Fett ein.

Zubereitungszeit: etwa 20 Minuten

- Radieschen und Möhren putzen,
  waschen und fein raffeln.
  Die Zwiebeln fein hacken.
- Quark und Schmand gut verrühren, das
  Gemüse daruntermengen und mit Salz,
  Zitronensaft und etwas Pfeffer würzen.
- Vor dem Servieren eine Stunde ziehen lassen.

Matjesaufstrich

Zutaten für 1 Portion:

- 50 g Magerquark,
- 5 g Diät-Pflanzenöl oder Rapsöl,
- 30 g Matjesfilet,
- 10 g Gewürzgurke,
- 10 g Apfel mit Schale,
- 5 g Zwiebeln,
- jodiertes Speisesalz,
- Pfeffer

1 Portion enthält:
174,2 kcal
12,3 g Eiweiß
12,2 g Fett
3,5 g Kohlenhydrate
0,3 g Ballaststoffe
4,4 g mF
4,7 g eF
2,1 g gF
43,5 mg Cholesterin

Zubereitungszeit: etwa 15 Minuten (ohne Einweichzeit)

- Den Quark mit dem Diät-Pflanzenöl gut verrühren.
- Alle festen Zutaten kleinwürfelig schneiden, dabei berücksichtigen, dass der Apfel mit der Schale verarbeitet wird.
- Nun alle Zutaten miteinander vermischen. Mit Salz und Pfeffer würzen.

 TIPP

Beim Würzen vorsichtig sein, da das Matjesfilet sehr salzig ist. Wenn Sie es weniger salzig mögen, können Sie die Matjesfilets mit Wasser abspülen.
Matjes enthält reichlich herzgesunde Omega-3-Fettsäuren!

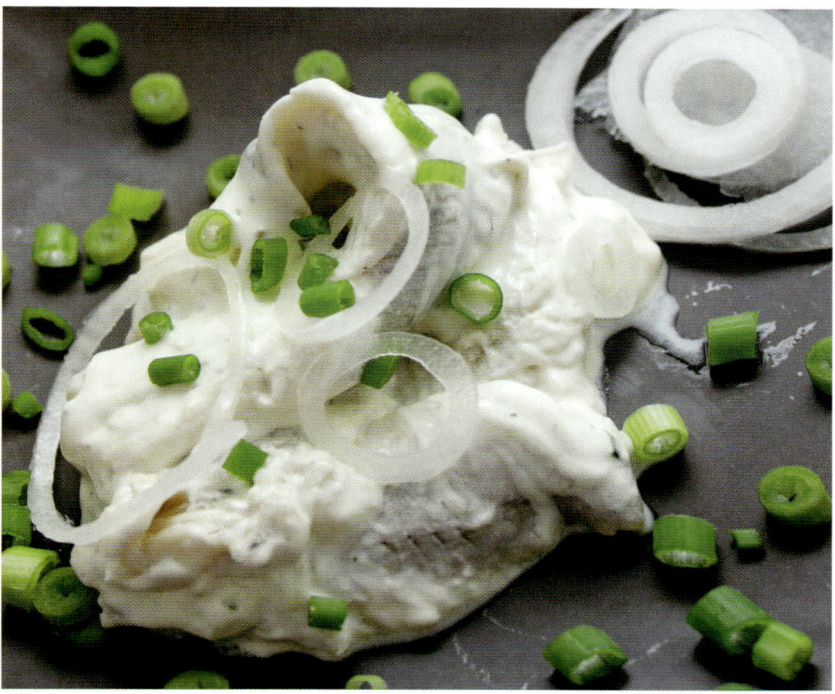

Herzhafte Mittagessen

Vegetarische, ballaststoffreiche Speisen mit viel Gemüse und Getreide sind eine gesunde, fett- und cholesterinarme Alternative zu Fleischgerichten. Sie enthalten wertvolle Phytosterine, die den Cholesterinspiegel wirksam senken. Probieren Sie neue, kreative Rezepte aus, die köstlich schmecken, ohne das Kalorienkonto unnötig zu belasten. Aromatische Kräuter sorgen für zusätzliche Vitamine und Mineralstoffe und verleihen den Gerichten eine pikante Würze, die übermäßiges Salzen überflüssig macht. Nach einem herzgesunden Frühstück sollten Sie auch beim Mittagessen auf eine Anti-Cholesterin-Kost setzen. Guten Appetit!

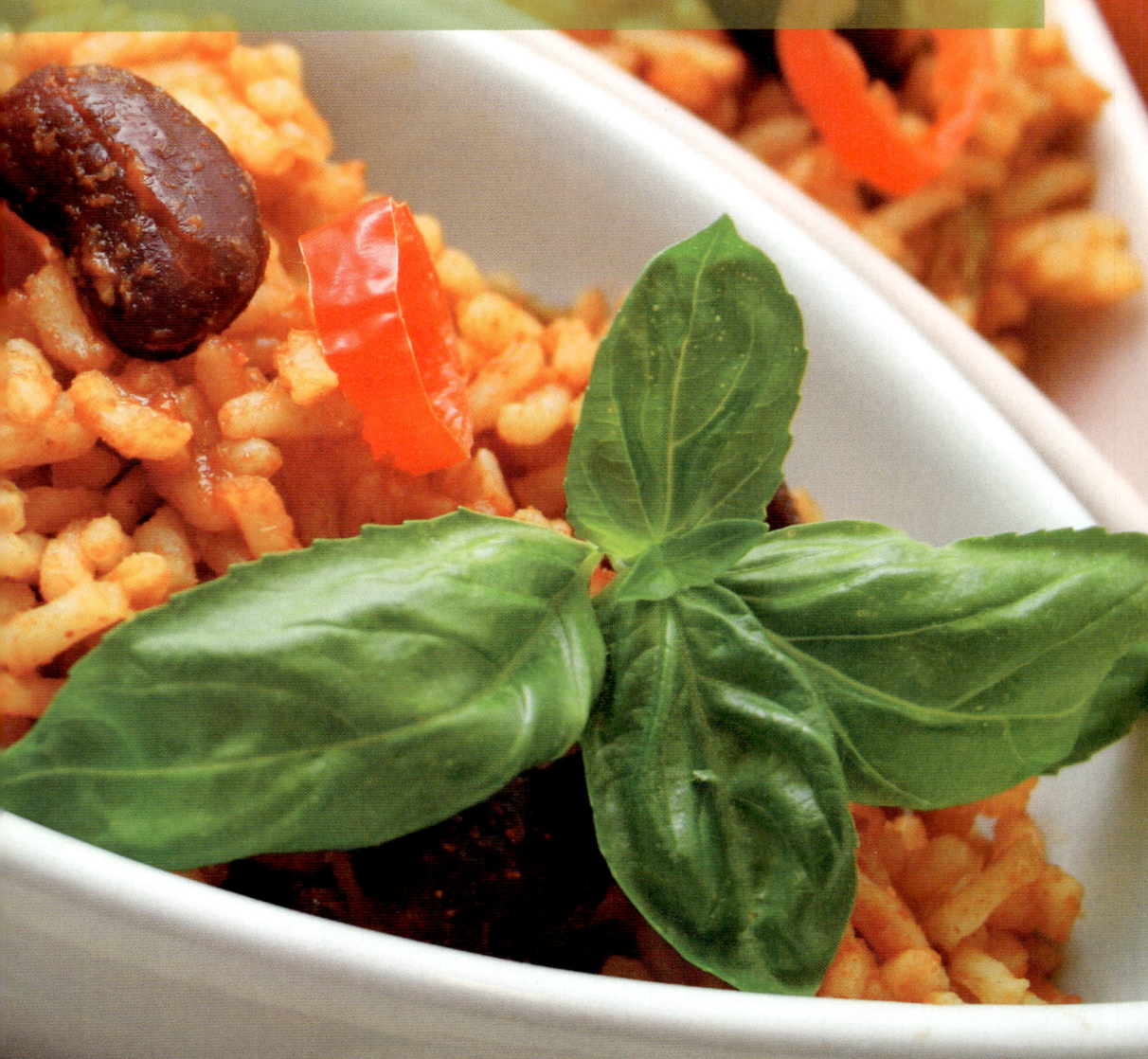

Roggenklößchensuppe

Zutaten für 2 Portionen:

- 1 Ei,
- Pfeffer,
- Muskatnuss,
- jodiertes Speisesalz,
- 4 EL Roggen,
- fein gemahlen,
- Petersilie,
- 400 ml Gemüsebrühe,
- 50 g Zwiebeln,
- 1 EL Diät-Pflanzenöl oder Rapsöl,
- 100 g tiefgekühltes Suppengemüse

1 Portion enthält:
211 kcal
9,05 g Eiweiß
9,15 g Fett
22,7 g Kohlenhydrate
7,3 g Ballaststoffe
3,8 g mF
2,5 g eF
1,7 g gF
117 mg Cholesterin

Zubereitungszeit: etwa 60 Minuten

- Das Ei mit den Gewürzen und dem Salz verquirlen.
  Das Roggenmehl unter Rühren dazugeben und etwa
  30 Minuten ziehen lassen, bis eine dickliche Masse entsteht.
- Petersilie waschen, fein hacken und ebenso unterrühren.
- Mit zwei nassen Teelöffeln kleine Klößchen abstechen und in der
  kochenden Gemüsebrühe etwa 20 Minuten gar ziehen lassen.
- Danach die Klößchen abseihen, mit kaltem Wasser
  abschrecken und in ein Gefäß geben.
- Inzwischen Zwiebel schälen, waschen und fein hacken.
- In Öl goldbraun anrösten, das Tiefkühlgemüse hinzufügen
  und mit der Gemüsebrühe ablöschen, etwa 10 Minuten
  leicht köcheln lassen.
- Vor dem Servieren die Klößchen wieder beigeben.

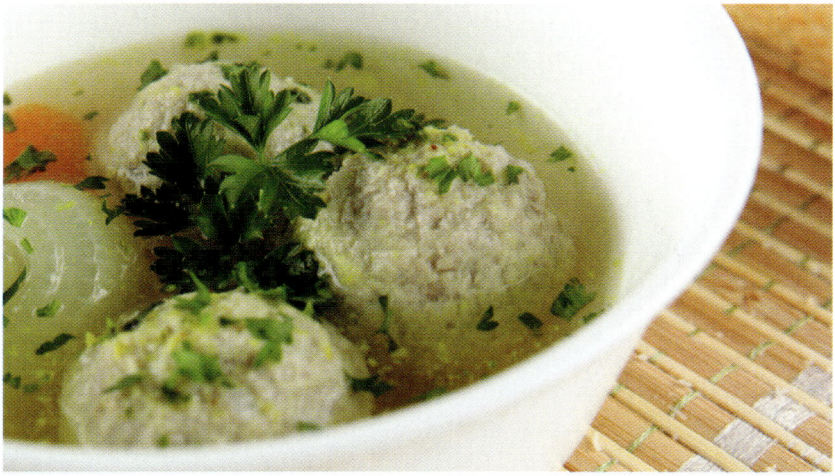

Bunter Gemüseauflauf mit Maisgrieß

Zutaten für 1 Portion:

- 30 g Möhren,
- 30 g Lauch,
- 30 g Blumenkohl,
- 30 g Kohlrabi,
- 30 g Zucchini,
- ¼ l Gemüsebrühe mit Hefe,
- 50 g Tomaten,
- 40 ml Tomatensaft,
- 30 g saure Sahne (10 % Fett),
- 50 g Maisgrieß,
- gehackte Petersilie,
- 3 EL heißes Wasser,
- 50 g geriebener Käse,
- 20 g Sonnenblumenkerne,
- jodiertes Speisesalz, Pfeffer,
- Diät-Pflanzenöl oder Rapsöl zum Ausstreichen der Form,
- 1 EL Semmelmehl

1 Portion enthält:
586 kcal
28,8 g Eiweiß
32,7 g Fett
43,3 g Kohlenhydrate
10,2 g Ballaststoffe
9,2 g mF
8,8 g eF
12,7 g gF
56,1 mg Cholesterin

Zubereitungszeit: etwa 75 Minuten

- Gemüse waschen und klein schneiden.
- Gemüsebrühe zum Kochen bringen, Gemüse darin sortenweise nacheinander bissfest garen, mit dem Schaumlöffel herausnehmen, kalt überbrausen, locker mischen.
- Tomaten blanchieren, häuten und in Viertel schneiden.
- Tomatensaft mit der sauren Sahne verrühren und zusammen mit den Tomaten zu dem Gemüse geben.
- 1/8 l der verbliebenen Gemüsebrühe abmessen (nach Bedarf mit Wasser auffüllen), zum Kochen bringen, Maisgrieß unter Rühren einstreuen und kräftig aufkochen. Zur Seite ziehen, 15 Minuten ausquellen lassen.
- Petersilie waschen, trockenschwenken, grob hacken.
- Käse, saure Sahne und Petersilie darunterrühren. Mit dem Maisgrieß gut vermengen, Sonnenblumenkerne dazugeben, mit Salz und Pfeffer abschmecken.
- Eine Auflaufform fetten, die Hälfte der Maismasse gleichmäßig darin verteilen, 1 Esslöffel Semmelmehl darüberstreuen, Gemüse samt Tomaten und Sauce daraufgeben, mit der restlichen Maismasse abschließen.
- Den Auflauf im vorgeheizten Backofen bei 220 °C 50 Minuten backen.

Möhrensuppe mit Kresse

Zutaten für 1 Portion:

- 40 g Karotten,
- 15 g Kartoffeln,
- 10 g Zwiebeln,
- 3 g Diätmargarine,
- jodiertes Speisesalz,
- Pfeffer,
- Muskatnuss,
- 150 ml Gemüsebrühe,
- 20 g Magerquark,
- Kresse

1 Portion enthält:
106,6 kcal
5,6 g Eiweiß
3,4 g Fett
2,7 g Kohlenhydrate
4,4 g Ballaststoffe
2,0 g mF
0,7 g eF
0,5 g gF
0,2 mg Cholesterin

TIPP

Erhitzen Sie die Diätmargarine nicht zu hoch, damit die wertvollen ungesättigten Fettsäuren keine Schaden nehmen. Phytosterinhaltige Produkte sind zum Braten oder anschwitzen nicht geeignet.

Zubereitungszeit: etwa 30 Minuten

- Möhren und Kartoffeln waschen, schälen und grob würfeln. Zwiebeln schälen, waschen, fein hacken.
- Gemüse und Kartoffeln in Diätmargarine anschwitzen und mit jodiertem Speisesalz, Pfeffer und Muskatnuss würzen.
- Gemüsebrühe aufkochen und das Gemüse darin gar kochen.
- Die Suppe pürieren, aufkochen und nochmals abschmecken.
- Suppe in eine Tassen füllen und mit Quark und Kresse garnieren.

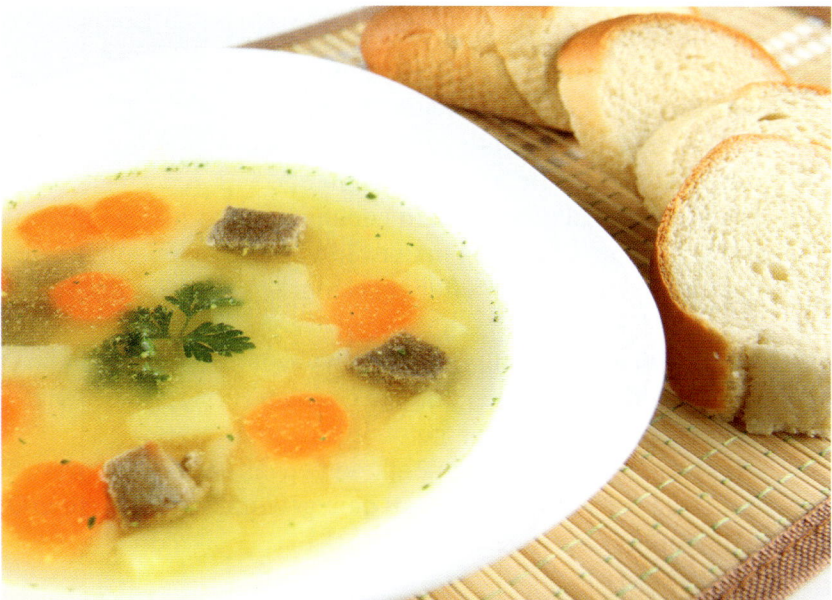

Gazpacho (kalte Gemüsesuppe) mit würzigen Croûtons

Zutaten für 4 Portionen:

- 150 g Toastbrot,
- 1 Knoblauchzehe,
- 4 EL Diät-Pflanzenöl oder Rapsöl,
- 750 g Fleischtomaten oder 1 Dose mit entsprechender Einwaage,
- 1 Salatgurke,
- 1 Zwiebel,
- jeweils 1 grüne, gelbe und rote Paprikaschote,
- 1 EL Weißweinessig,
- jodiertes Speisesalz,
- Pfeffer oder Tabasco

1 Portion enthält:

235 kcal
6 g Eiweiß
11g Fett
28 g Kohlenhydrate
6 g Ballaststoffe
7,2 g mF
2,1 g eF
1,7 g gF
0 mg Cholesterin

 TIPP

Wer die Gazpacho etwas edler servieren möchte, kann sie nach dem Pürieren zusätzlich durch ein feines Sieb streichen. Um mehr Ballaststoffe aufzunehmen, können Sie auch Vollkorn-toast-Brot verwenden. Das ist noch gesünder und sättigender als normales helles Toast-brot. Und es schmeckt intensiver.

Zubereitungszeit: etwa 45 Minuten
Kühlzeit: etwa 60 Minuten

- 100 g Toastbrot grob würfeln. Die Brotwürfel mit der gepressten Knoblauchzehe und 3 EL Diät-Pflanzenöl vermengen und 30 Minuten ziehen lassen.
- Fleischtomaten blanchieren und enthäuten, den Stielansatz entfernen.
- Gurke, Zwiebel und Paprika putzen, jeweils 1/3 der Menge in feine Würfel schneiden und für später kühl stellen. Den Rest grob würfeln, mit dem durchgezogenen Brot zu den Tomaten geben und alles fein pürieren.
- Gazpacho nach Belieben mit etwa ¼ Liter Wasser aufgießen, mit Essig, Salz sowie Pfeffer abschmecken und mindestens 1 Stunde kaltstellen.
- Restliches Toastbrot für die Croûtons eventuell entrinden, in kleine Würfel schneiden und bei geringer Hitzezufuhr in Diät-Pflanzenöl unter Wenden goldbraun braten.
- Die fertigen Croûtons nach Belieben etwas salzen und pfeffern. Gazpacho gut gekühlt mit dem gewürfelten Gemüse und den Croûtons servieren.

Bandnudeln mit Spinat

Zutaten für 2 Portionen:

- 125 g feiner Blattspinat,
- ½ Zwiebel,
- ½ Knoblauchzehe,
- 50 g Vollkorn-Bandnudeln ohne Ei,
- 50 g Bandnudeln ohne Ei,
- 1 EL Diät-Pflanzenöl oder Rapsöl,
- 1 EL Pinienkerne,
- 100 ml fettarme Milch,
- 1 EL geriebener Parmesan,
- jodiertes Speisesalz, Pfeffer

Zubereitungszeit: etwa 40 Minuten

- Den Spinat sorgfältig verlesen und unter fließendem Wasser gründlich waschen. Größere Blätter nach Belieben fein zerrupfen.
- Zwiebel und Knoblauch schälen, waschen und fein hacken.
- Für die Nudeln reichlich Salzwasser in einem großen Topf zum Kochen bringen. Zuerst für 5 Minuten die Vollkornteigwaren kochen, danach die restlichen Bandnudeln zufügen und bissfest kochen.
- Öl erhitzen, Zwiebel und Knoblauch darin anschwitzen. Den vorbereiteten Spinat und die Pinienkerne zugeben und kurz anrösten, bis der Spinat zusammenfällt. Milch zugeben, salzen und pfeffern, unter Rühren die Milch reduzieren lassen.
- Die Nudeln abgießen und gut abtropfen lassen.
- Zur Sauce geben, mit dem geriebenen Parmesan bestreuen und alle Zutaten gut miteinander vermengen.

1 Portion enthält:
323,2 kcal
11,9 g Eiweiß
14,2 g Fett
36,4 g Kohlenhydrate
6,4 g Ballaststoffe
6,5 g mF
3,6 g eF
3,2 g gF
6,4 mg Cholesterin

TIPP

Statt frischem Spinat können Sie als feine Variante auch Mangold verwenden. Oder ganz einfach tiefgefrorenen Spinat nehmen.

Pasta e Fagioli

Zutaten für 1 Portion:

- 50 g Kidney-Bohnen,
- 1 Lorbeerblatt,
- 1 Salbeiblatt,
- ½ TL Diät-Pflanzenöl oder Rapsöl,
- 1 Schalotte, gehackt,
- ½ in Würfel geschnittene Möhre,
- 125 g klein geschnittenes Gemüse, je nach Jahreszeit,
- etwas Basilikum,
- Chilipulver,
- jodiertes Speisesalz,
- 250 ml heiße Gemüsebrühe,
- 60 g Vollkornteigwaren (keine Spaghetti),
- etwas Oregano,
- Knoblauch,
- Sojasauce zum Abschmecken,
- 1 EL geriebener Parmesan

1 Portion enthält:
417 kcal
21,8 g Eiweiß
8,3 g Fett
60,6 g Kohlenhydrate
21,6 g Ballaststoffe
3,3 g mF
1,9 g eF
2,1 g gF
48,5 mg Cholesterin

TIPP

Kidney-Bohnen sind ballaststoffreich. Sie machen langan-haltend satt.

Zubereitungszeit: etwa 75 Minuten

- Die Bohnen über Nacht einweichen.
- Am nächsten Tag das Einweichwasser wegschütten, die Bohnen spülen und in einen Topf geben, der groß genug ist, um alle Zutaten zu fassen. So viel frisches Wasser, dass die Bohnen gut bedeckt sind, sowie Lorbeer und Salbei beifügen. 1 Stunde weich kochen.
- Inzwischen in einer Bratpfanne das Gemüse im Öl kurz an-dünsten und zu den Bohnen geben. Wenn die Bohnen weich sind, mit Basilikum, Chilipulver und Salz würzen. Die heiße Gemüsebrühe beifügen und alles aufkochen.
- Die Teigwaren dazugeben und sorgfältig unterheben. Oregano und Knoblauch beifügen. Köcheln lassen, bis die Teigwaren al dente sind. Mit Sojasauce abschmecken.
- »Pasta e fagioli« wie eine Suppe in großen Portionsschalen anrichten und am Tisch den geriebenen Käse und eine Pfeffermühle dazu reichen.

Wirsing-Eintopf

Zutaten für 2 Portionen:

- 125 g weiße Bohnen (Dose),
- 2 Frühlingszwiebeln,
- 1 Stange Staudensellerie,
- 1 EL Diät-Pflanzenöl oder Rapsöl,
- 750 ml Gemüsebrühe,
- 1 Zweig frischer Thymian,
- 2 mittelgroße Möhren,
- 200 g Wirsing,
- 3 EL Sonnenblumenkerne,
- jodiertes Speisesalz,
- Pfeffer,
- 60 g Vollkornbrot,
- 10 g becel pro-activ
  Diät-Halbfettmargarine

1 Portion enthält:
375 kcal
14 g Eiweiß
22 g Fett
30 g Kohlenhydrate
14 g Ballaststoffe
14,3 g mF
4,7 g eF
3,0 g gF
0 mg Cholesterin

TIPP

Zu diesem Eintopf passen besonders gut Diät-Wiener-Würstchen. Mit etwas Kümmel ist dieses Gericht leicht verdaulich. Wer auf Kohl oder Hülsenfrüchte mit starken Blähungen reagiert, sollte täglich Probiotika konsumieren, um die Darmflora zu gesunden. Anis-Kümmel-Fenchel-tee wirkt entblähend.

Zubereitungszeit: etwa 45 Minuten,

- Die Bohnen abspülen und abtropfen lassen.
- Zwiebel und Sellerie waschen, die Frühlingszwiebeln in Ringe, die Knoblauchzehe in Würfel und den Staudensellerie in Scheiben schneiden, in Diät-Pflanzenöl anschwitzen.
- Mit der Gemüsebrühe ablöschen. Die Hälfte der Thymianblätter dazugeben und 10 Minuten auf niedriger Stufe kochen lassen.
- Möhren und Wirsing waschen, in große Stücke schneiden, zum Eintopf geben und weitere 15 Minuten köcheln lassen. Inzwischen die Sonnenblumenkerne ohne Fett in einer beschichteten Pfanne rösten, zusammen mit den Bohnen zum Eintopf geben. Mit Salz, Pfeffer und Thymian abschmecken. Zum Eintopf das mit becel pro-activ-Diätmargarine bestrichene Vollkornbrot servieren.

Gefüllte Zwiebeln

Zutaten für 1 Portion:

- 2-4 Zwiebeln, je nach Größe,
- 1 TL Diät-Pflanzenöl oder Rapsöl,
- 5 g getrocknete Steinpilze,
- 40 ml Gemüsebrühe,
- 70 g frische Pilze, z. B. Champignons,
- Majoran,
- Pfeffer,
- jodiertes Salz,
- Petersilie, gehackt,
- 1 TL Paniermehl,
- 2 TL geriebener Parmesan,
- 1-2 TL Weißwein,
- 1 TL Diätmargarine,
- 1 TL geriebener Parmesan

1 Portion enthält:
255 kcal
10,7 g Eiweiß
13,6 g Fett
20,5 g Kohlenhydrate
9,1 g Ballaststoffe
5,8 g mF
3,1 g eF
3,9 g gF
8,3 mg Cholesterin

TIPP

Dazu passt eine Tomatensauce und ein knackiger grüner Salat.

Zubereitungszeit: etwa 30 Minuten

- Auf der Oberseite der Zwiebeln einen Deckel wegschneiden, Zwiebel aushöhlen, das Innere und die Deckel an die Seite legen.
- Die ausgehöhlten Zwiebeln je nach Größe 2-5 Minuten, die Deckel 1 Minute in kochendem Salzwasser blanchieren, auskühlen lassen.
- Das übrige Zwiebelfleisch fein hacken, einen Teil zugedeckt an die Seite stellen. Den anderen Teil in heißem Öl andünsten.
- Die Steinpilze zerbröckeln und in der Gemüsebrühe kurz einweichen, zu den gedämpften Zwiebeln geben und etwas einkochen. Die frischen Pilze dazureiben und mitdünsten, bis die Flüssigkeit eingekocht ist. Würzen und auskühlen lassen. Petersilie, Paniermehl und Parmesan zugeben, Zwiebeln damit füllen, Deckel auflegen und in eine gefettete ofenfeste Form stellen.
- Den Weißwein, restliche gehackte Zwiebeln und eventuell übrige Füllung in die Zwischenräume verteilen. Die Zwiebeln mit der geschmolzenen Margarine bepinseln, Parmesankäse darüberstreuen und ca. 15 Minuten im vorgeheiztem Backofen bei 200 °C gratinieren.

Lauchtorte

1 Portion enthält:

359 kcal

18,6 g Eiweiß

18 g Fett

30,1 g Kohlenhydrate

8,3 g Ballaststoffe

6,3 g mF

5,0 g eF

5,0 g gF

193,0 mg Cholesterin

Zutaten für 4 Portionen:

Für den Quark-Öl-Teig:

- 75 g Magerquark,
- 2 EL fettarme Milch,
- 1 EL Diät-Pflanzenöl oder Rapsöl,
- 1 Ei,
- 150 g Weizenvollkornmehl,
- etwas Backpulver,
- 5 g Margarine für die Form

Für den Belag:

- 800 g Lauch,
- 20 g Diät-Pflanzenöl,
- 2 Eier,
- 150 g saure Sahne (10 % Fett),
- jodiertes Speisesalz,
- Pfeffer,
- Muskatnuss,
- Curry

TIPP

Dazu passt ein knackig frischer grüner oder gemischter Salat mit Tomaten, Paprika und Gurken.

Zubereitungszeit: etwa 90 Minuten

- Für den Boden der Torte die angegebenen Zutaten zu einem Teig verarbeiten und 1 Stunde kühl stellen.
- In der Zwischenzeit den Lauch putzen, waschen und in 1 bis 2 cm breite Röllchen schneiden.
- Den Lauch in Diät-Pflanzenöl anschwitzen und bei geringer Hitze zugedeckt etwa 10 Minuten dünsten.
- Den Teig ausrollen und eine gefettete Springform (Ø 26 cm) damit auskleiden, den Lauch darauf gleichmäßig verteilen.
- Die Eier mit der sauren Sahne, den Gewürzen und dem jodierten Speisesalz verquirlen und über den Lauch gießen.
- Im vorgeheizten Backofen bei 200 °C etwa 45 Minuten backen.

Lasagne mit Getreide- und Schafskäsefüllung

Zutaten für 1 Portion:

- 5 Lasagneblätter,
- 1 Stange Lauch,
- 1 Möhre,
- 1 Paprikaschote,
- 1 Zwiebel,
- 1 Knoblauchzehe,
- ½ Gemüsebrühwürfel,
- 50 g Schafskäse oder Feta-Käse,
- 50 g grober Grünkern- oder Weizenschrot,
- 1-2 EL Tomatenmark,
- Oregano, Majoran, Thymian,
- Pfeffer, jodiertes Speisesalz,
- 2 Tomaten (oder ½ kleine Dose),
- 10 g geriebener Parmesankäse

TIPP

Dazu passt ein frischer grüner Salat. Oder ein mediterraner Salat mit Tomaten, Zwiebeln, Basilikum und Knoblauch.

Zubereitungszeit: etwa 75 Minuten

- Die Lasagneblätter in reichlich kochendem Salzwasser gar kochen, kalt abspülen, damit sie nicht verkleben, oder Lasagneblätter ohne Vorkochen nehmen.
- Das Gemüse waschen, putzen und in grobe Stücke schneiden. Die Zwiebel fein hacken, Knoblauch pressen.
- 1/8 l Wasser zum Kochen bringen, den Gemüsebrühwürfel darin lösen und die Hälfte der Zwiebeln und den Knoblauch darin bei geschlossenem Topf 5 Minuten kochen lassen. Restliches Gemüse zugeben und weitere 10 Minuten mit geschlossenem Deckel garen.
- Den Schafskäse in kleine Stücke zerteilen und unter die Gemüsemasse heben.
- Den Getreideschrot in die kochende Gemüsebrühe geben, 30 Minuten quellen lassen und mit Tomatenmark, Kräutern und den restlichen Zwiebeln kräftig würzen.
- Die Tomaten in Scheiben schneiden. Eine Auflaufform fetten. Eine Schicht Nudelblätter hineinlegen, darauf abwechselnd Gemüse, Nudeln und Getreide schichten. Als oberstes die Nudelplatten mit Tomatenscheiben belegen.
- Mit dem Käse bestreuen und 30 Minuten bei 200 °C backen.

Gemüsepaella

Zutaten für 1 Portion:

- 1 EL Diät-Pflanzenöl oder Rapsöl,
- 1 kleine Schalotte,
- etwas Knoblauch,
- 50 g Naturreis,
- ½ Briefchen Safranfäden,
- 150 ml Hühnerbrühe,
- 50 g Champignons,
- 50 g Zuckerschoten,
- ½ Möhre,
- 1 Frühlingszwiebel,
- ½ rote Paprika,
- 1 EL Weißwein,
- jodiertes Speisesalz,
- ¼ Bund glatte Petersilie

1 Portion enthält:
460 kcal
18 g Eiweiß
20 g Fett
52 g Kohlenhydrate
10 g Ballaststoffe
8,9 g mF
6,3 geF
4,8 ggF
421 mg Cholesterin

Zubereitungszeit: etwa 90 Minuten

- Das Öl in einem kleinen Topf erhitzen. Die fein gehackte Schalotte und den zerdrückten Knoblauch darin dünsten. Reis hinzufügen und unter Rühren glasig werden lassen.
- Safran in der Hühnerbrühe auflösen, zum Reis geben. Den Reis zugedeckt etwa 20 Minuten quellen lassen.
- Inzwischen das Gemüse putzen, waschen und in mundgerechte, dekorative Stücke schneiden.
- Restliches Öl erhitzen, Gemüse darin 5 Minuten bei milder Hitze dünsten.
- Zusammen mit dem Wein, den Gewürzen, der gewaschenen und gehackten Petersilie unter den Reis heben, weitere 10 Minuten garen.

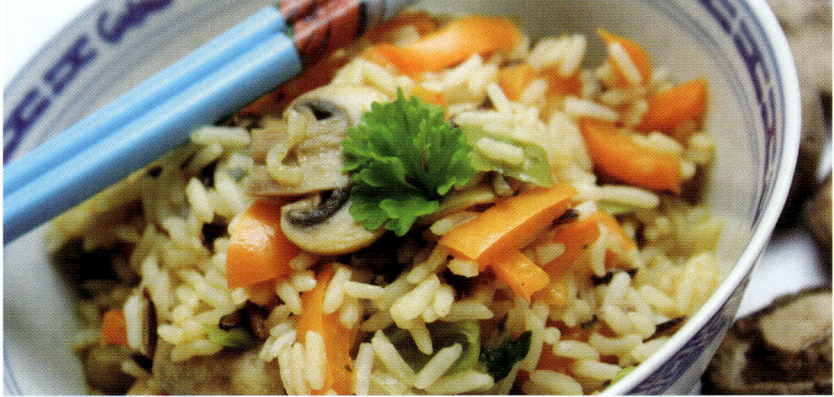

Asiatisches Pfannengericht

1 Portion enthält:
460 kcal
27 g Eiweiß
15 g Fett
54 g Kohlenhydrate
12 g Ballaststoffe
7,6 g mF
4,3 g eF
3,1 g gF
45 mg Cholesterin

Zutaten für 1 Portion:

- 75 g Schweinefilet,
- 1 EL Zitronensaft,
- etwas Knoblauch und frischer Ingwer,
- 1-2 EL Sojasauce,
- Cayennepfeffer,
- ½ TL Sesam,
- 50 g Weißkohl,
- ½ Möhre,
- ½ Stange Lauch,
- 1 Stange Staudensellerie,
- ¼ rote Paprika,
- 50 g Basmati- oder Naturreis,
- 1 EL Diät-Pflanzenöl oder Rapsöl,
- ¼ TL Honig,
- 40 g Sojasprossen,
- jodiertes Speisesalz

TIPP

Schweinefilet enthält nicht mehr Cholesterin, Fett oder Purinkörper als Geflügel oder Rindfleisch.

Zubereitungszeit: etwa 60 Minuten

- Fleisch in Streifen schneiden. Zitronensaft mit zerdrücktem Knoblauch, geriebenem Ingwer, Sojasauce sowie Cayennepfeffer mischen und das Fleisch darin 30 Minuten marinieren.
- Sesam in einer Pfanne ohne Fett rösten und beiseite stellen. Gemüse putzen und in Streifen oder Scheiben schneiden.
- Reis nach Packungsanweisung zubereiten.
- ½ Esslöffel Öl in einer Pfanne erhitzen, das Fleisch ohne Marinade darin braten und beiseite stellen. Pfanne kurz mit Küchenpapier auswischen.
- Restliches Öl und Honig in der Pfanne karamellisieren, Weißkohl dazugeben und etwa 5 Minuten unter Rühren braten. Möhre, Lauch und Staudensellerie dazugeben und weitere 5 Minuten garen.
- Paprika und Sprossen zusammen mit dem Fleisch und der Marinade zugeben. Nach Geschmack etwas Wasser angießen und mit Ingwer, Honig, Cayennepfeffer und Salz abschmecken.

Gefüllte Paprikaschoten

Zutaten für 2 Portionen:

- 2 rote oder gelbe Paprikaschoten,
- 60 g Frühlingszwiebeln,
- 10 g Diät-Pflanzenöl oder Rapsöl,
- 60 g Naturreis,
- 150 g Weißkohl,
- 70 g Maiskörner,
- 50 g Schafskäse,
- jodiertes Speisesalz,
- Petersilie,
- Pfeffer,
- Koriander

Für die Sauce:

- ½ Zwiebel,
- ½ rote oder gelbe Paprikaschote,
- 5 g Diät-Pflanzenöl oder Rapsöl,
- 50 g Tomatenpüree,
- etwas Gemüsebrühe,
- jodiertes Speisesalz,
- Pfeffer

1 Portion enthält:
309 kcal
10,1 g Eiweiß
14,1 g Fett
35,5 g Kohlenhydrate
6,6 g Ballaststoffe
5,5 g mF
3,2 g eF
4,3 g gF
11,3 mg Cholesterin

TIPP

Paprikaschoten sind reich an Vitamin C, das die Körperzellen vor Oxidation und dem Angriff von freien Radikalen schützt.

Zubereitungszeit: etwa 60 Minuten

- Paprikaschoten längs halbieren. Schoten von Scheidewänden und Kernen befreien und waschen.
- Zwiebeln schälen, waschen, fein hacken und in Diät-Pflanzenöl anschwitzen, den Reis zugeben, kurz mit anrösten und mit 150 ml Wasser aufgießen. Den Reis 15 Minuten dünsten lassen.
- Weißkohl waschen und in Streifen schneiden, mit dem Mais und den Gewürzen unter den Reis mischen, weitere 10 Minuten den Reis fertig dünsten lassen.
- Den Schafskäse würfeln, unter den fertig gekochten Reis mischen und die Masse in die Schoten einfüllen.
- Für die Sauce die gehackte Zwiebel und die gewürfelten Paprikaschoten in etwas Öl anschwitzen. Mit Tomatenpüree und nach Geschmack mit etwas Gemüsebrühe aufwerten. Mit jodiertem Speisesalz und Pfeffer abschmecken.
- Die gefüllten Paprikaschoten in die Sauce geben und etwa 25 Minuten bei schwacher Hitze garen.

Weißer und grüner Spargel mit Frühlingsvinaigrette

Zutaten für 1 Portion:

- 125 g weißer Spargel,
- 125 g grüner Spargel,
- jodiertes Speisesalz,
- etwas Zucker und Zitronensaft,
- 30 g Zuckerschoten,
- 20 g Frühlingszwiebeln,
- 4 Radieschen,
- 3 EL Weißweinessig,
- 1 gehäufter EL Dijon-Senf,
- 1 EL Diät-Pflanzenöl oder Rapsöl,
- jodiertes Speisesalz,
- Pfeffer,
- frischer Estragon

Zubereitungszeit: etwa 60 Minuten

- Weißen Spargel schälen, die Enden abschneiden, waschen und in siedendem Salzwasser mit etwas Zucker etwa 15 Minuten garen.
- Grünen Spargel waschen, das untere Drittel nur bei mehr als fingerdicken Stangen schälen, die Enden abschneiden. Den grünen Spargel knapp 10 Minuten in Zitronenwasser garen.
- Inzwischen die Zuckerschoten etwa 2 Minuten in Salzwasser blanchieren und mit kaltem Wasser abschrecken.
- Die Frühlingszwiebel und Radieschen putzen und waschen.
- Von den Frühlingszwiebeln 4 lange Blätter lösen und kurz durch kochendes Wasser ziehen.
- Den Rest der Frühlingszwiebeln in Ringe, die Radieschen in Stifte und die Zuckerschoten in Streifen schneiden.
- Essig mit Senf und den Gewürzen verrühren, das Öl unterschlagen. Vinaigrette mit fein gehacktem Estragon abschmecken und vorsichtig unter das Frühlingsgemüse mischen.
- Den Spargel portionsweise mit einem Frühlingszwiebel-Blatt bündeln und mit der Vinaigrette anrichten.

1 Portion enthält:
135 kcal
4 g Eiweiß
10 g Fett
7 g Kohlenhydrate
4 g Ballaststoffe
6,8 g mF
1,9 g eF
1,3 g gF
0 mg Cholesterin

TIPP

Passende Beilagen sind beispielsweise Kartoffeln (Pell- oder Estragon-Kartoffeln). Außerdem kann geräucherter Schinken oder noch besser und gesünder (Wild-)Lachs dazu gereicht werden. Lachs enthält reichlich herzgesunde Omega-3-Fettsäuren.

Szegediner Fischpfanne

Zutaten für 1 Portion:

- 150 g Schollenfilet,
- Zitronensaft,
- 20 g magerer Speck,
- 30 g Zwiebeln,
- 200 g Sauerkraut (Dose),
- 1 EL Tomatenmark,
- 3 EL Wasser,
- jodiertes Speisesalz,
- Pfeffer,
- Kümmel,
- Paprika rot,
- 50 g fettarmer Joghurt

1 Portion enthält:
295 kcal
39,9 g Eiweiß
10,6 g Fett
6,7 g Kohlenhydrate
7,6 g Ballaststoffe
1,9 g mF
3,9 g eF
3,2 g gF
89,5 mg Cholesterin

TIPP

Als Beilage zur Fisch-
pfanne passen gut Peil-
oder Salzkartoffeln.
Auch die Scholle ent-
hält die herzgesunden
Omega-3-Fettsäuren.
Eine Portion Scholle
liefert zwischen 0,5 g
bis 1,0 g davon.
Omega-3-Fettsäuren
senken primär die
Triglyzeride und
sekundär LDL.

Zubereitungszeit: etwa 40 Minuten

- Fischfilet waschen, in große Würfel schnei-den und mit Zitronensaft beträufeln.
- Speck würfeln und trocken anrösten.
- Zwiebel schälen, fein hacken und mit-rösten, danach Sauerkraut, Tomaten-mark sowie Wasser dazugeben und etwa 15 Minuten dünsten.
- Mit jodiertem Speisesalz, Pfeffer, gemahlenem Kümmel und rotem Paprika würzen, die Fischwürfel darauflegen und zugedeckt noch weitere 15 Minuten auf niedriger Stufe garen. Abschließend den Joghurt vorsichtig unter die Masse ziehen.

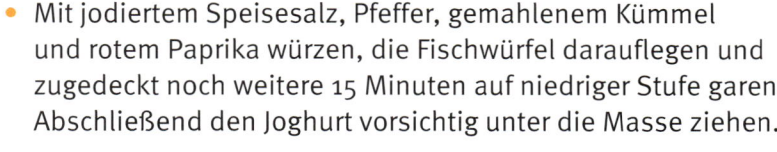

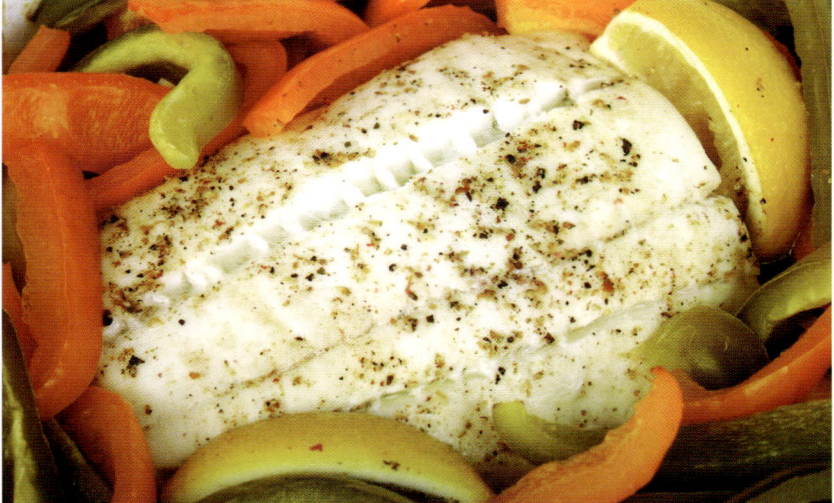

Mangoldröllchen mit pikanter Möhren–Roggenfüllung

Zutaten für 1 Portion:

- 200 g Mangold,
- 25 g Roggenschrot,
- 15 g Dinkelschrot,
- 80 ml Gemüsebrühe,
- 20 g Zwiebeln, gehackt,
- 10 g geriebener Käse,
- Pfeffer,
- Petersilie,
- 50 g Möhren,
- 30 g Sellerie,
- 20 g Zwiebeln,
- 5 g Diätmargarine,
- 5 g Weizenvollkornmehl,
- 100 ml Gemüsebrühe,
- 5 g Senf,
- jodiertes Speisesalz

1 Portion enthält:
306 kcal
13,7 g Eiweiß
9,9 g Fett
38,5 g Kohlenhydrate
14,1 g Ballaststoffe
3,1 g mF
2,3 g eF
3,7 g gF
12,8 mg Cholesterin

TIPP

Nach Wunsch können Kartoffeln dazu gereicht werden. Besonders gesund sind Pellkartoffeln.

Zubereitungszeit: etwa 60 Minuten

- Die Mangoldblätter entstielen und kurz in kochendes Salzwasser tauchen.
- Den Schrot in die kochende Gemüsebrühe einrühren und 30 Minuten quellen lassen. Unter die Getreidemasse die Zwiebel, den Käse und die Gewürze mischen, dann gut abschmecken.
- Die Möhren und den Sellerie hineinreiben, mit einem Löffel zwei Klöße abstechen und jeden in Mangoldblätter einhüllen. Die Rouladen in eine leicht gefettete feuerfeste Form setzen und im Ofen bei 200-220 °C 20-30 Minuten backen.
- Die Zwiebeln in Fett anrösten, Mehl einrühren, mit Brühe aufgießen, aufkochen und die Sauce mit Senf, Pfeffer und eventuell etwas Salz abschmecken.

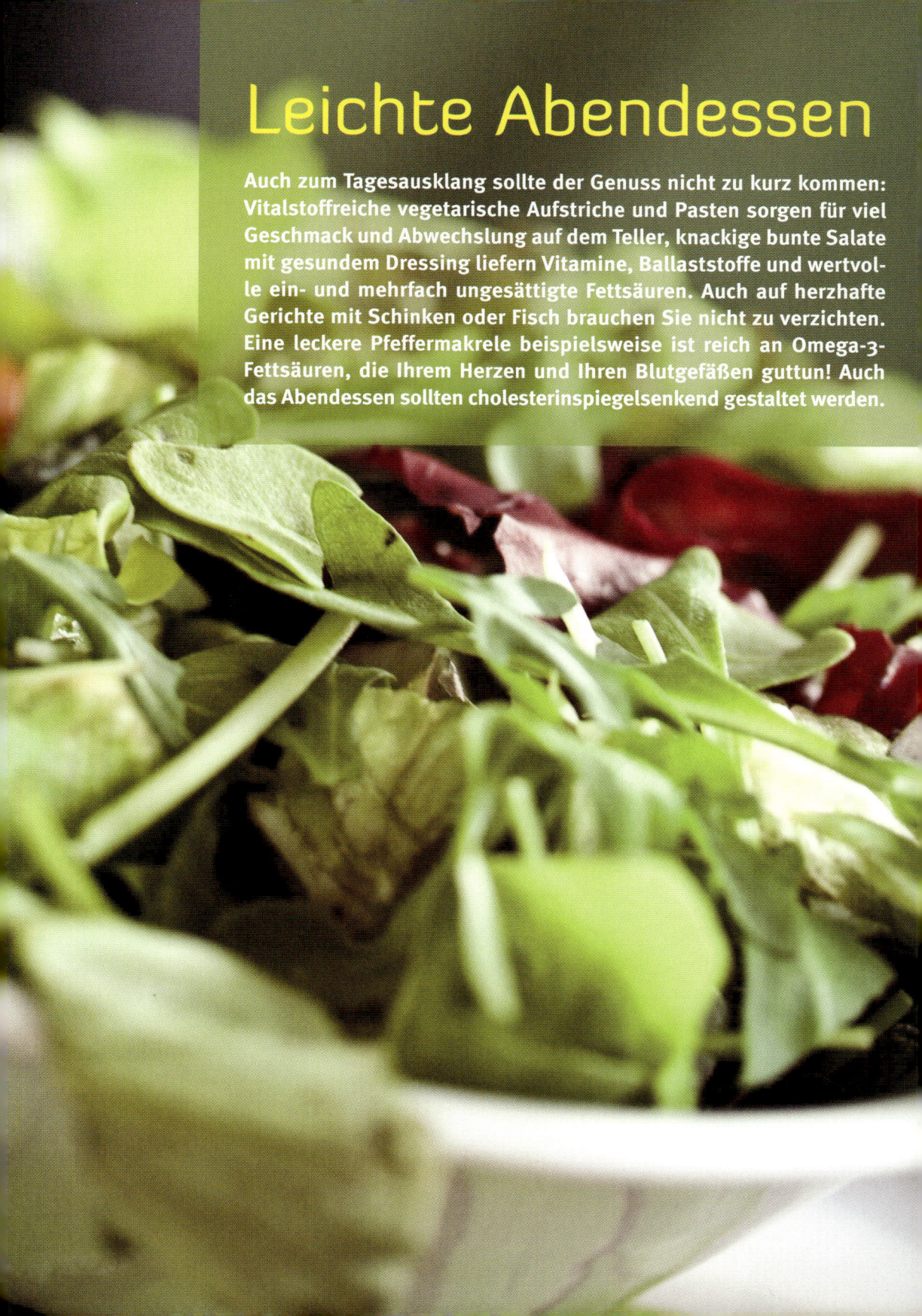

Leichte Abendessen

Auch zum Tagesausklang sollte der Genuss nicht zu kurz kommen: Vitalstoffreiche vegetarische Aufstriche und Pasten sorgen für viel Geschmack und Abwechslung auf dem Teller, knackige bunte Salate mit gesundem Dressing liefern Vitamine, Ballaststoffe und wertvolle ein- und mehrfach ungesättigte Fettsäuren. Auch auf herzhafte Gerichte mit Schinken oder Fisch brauchen Sie nicht zu verzichten. Eine leckere Pfeffermakrele beispielsweise ist reich an Omega-3-Fettsäuren, die Ihrem Herzen und Ihren Blutgefäßen guttun! Auch das Abendessen sollten cholesterinspiegelsenkend gestaltet werden.

Käsesalat »Peppo«

Zutaten für 1 Portion:

- frisches gehacktes Bohnenkraut,
- jodiertes Speisesalz,
- Pfeffer,
- 1 EL Rotweinessig,
- 1 TL Diät-Pflanzenöl oder Rapsöl,
- 25 g weiße Bohnen, gekocht,
- 25 g rote Bohnen (Kidney), gekocht,
- ¼ grüne Paprika, in Streifen geschnitten,
- 70 g Emmentaler, in feine Streifen geschnitten,
- 2 schwarze Oliven, ein paar Salatblätter zum Anrichten

Zubereitungszeit: insgesamt 45 Minuten

- Aus den Gewürzen, dem Essig und dem Öl eine Salatsauce herstellen.
- Diese mit den anderen Zutaten mischen. Mindestens 30 Minuten ziehen lassen.
- Auf Salatblättern anrichten.

1 Portion enthält:
387 kcal
25,3 g Eiweiß
26,6 g Fett
10,7 g Kohlenhydrate
5,7 g Ballaststoffe
4,2 g mF
7,5 g eF
3,4 ggF
63,0 mg Cholesterin

TIPP

Wenn Sie noch weniger Fett aufnehmen möchten, können Sie auch Harzer Käse verwenden. Harzer ist der fettärmste Käse überhaupt. Der Sauermilchkäse ist nicht nur für die kalte Küche geeignet, sondern auch zum Überbacken.

Fenchel-Orangen-Salat

Zutaten für 1 Portion:

- 80 g Fenchel,
- 130 g Orangenfruchtfleisch,
- 20 g fettarmer Joghurt,
- 20 g saure Sahne (10 % Fett),
- 10 g Buttermilch,
- Zitronensaft,
- jodiertes Speisesalz,
- 5 g Diät-Pflanzenöl oder Rapsöl,
- 6 g Walnüsse gehackt,
- ein paar Salatblätter zum Anrichten

1 Portion enthält:
191 kcal
5,5 g Eiweiß
10,9 g Fett
16,1 g Kohlenhydrate
4,0 g Ballaststoffe
5,5 g mF
2,4 g eF
2,4 g gF
8,8 mg Cholesterin

Zubereitungszeit: etwa 20 Minuten

- Den Fenchel putzen, waschen, vierteln und in dünne Streifen schneiden. Kurz überbrühen und erkalten lassen.
- Die Orangen schälen, filetieren und in Würfel schneiden. Mit dem Fenchel vermischen.
- Die Zutaten für die Marinade mischen und über das Fenchel-Orangen-Gemisch gießen.
- Vor dem Servieren ½ Stunde ziehen lassen und mit gehackten Nüssen bestreuen.
- Den Fenchel-Orangen-Salat in einer kleinen Schale auf grünen Salatblättern anrichten.

TIPP

Walnüsse sind reich an Vitamin E, Ballaststoffen und gesunden Fettsäuren.

Champignons mit Feigen auf Feldsalat

Zutaten für 2 Portionen:

- Zitronensaft, Pfeffer,
- 5 g Blütenhonig,
- 10 g Diät-Pflanzenöl oder Rapsöl,
- 100 g Champignons,
- 500 ml Wasser,
- Saft und Schale von ½ Zitrone,
- 80 g Feldsalat,
- 60 g Feigen,
- 1 Knoblauchzehe,
- Petersilie,
- 1 TL geriebener Parmesan,
- jodiertes Speisesalz

1 Portion enthält:
90,6 kcal
3,1 g Eiweiß
6,2 g Fett
5,5 g Kohlenhydrate
2,3 g Ballaststoffe
3,3 g mF
1,4 g eF
1,2 g gF
2,1 g Cholesterin

Zubereitungszeit: etwa 30 Minuten

- Für die Sauce Zitronensaft, Pfeffer und Honig glatt rühren, das Diät-Pflanzenöl zugeben.
- Die Champignons putzen, waschen und kurz in Zitronenwasser legen. Den Feldsalat putzen, waschen, trockenschleudern und auf einem Teller verteilen.
- Die Champignons und die gewaschenen Feigen in Scheiben schneiden und auf dem Feldsalat anrichten.
- Den Knoblauch und die Petersilie fein hacken. Beides mit dem Parmesan und der Zitronenschale vermischen.
- Die Sauce über den Salat verteilen, mit der Parmesanmischung bestreuen und sofort servieren.

Melone mit Azuki-Bohnen

Zutaten für 1 Portion:

- 25 g Azukibohnen,
- 40 g fettarmer Joghurt,
- Kardamompulver,
- Saft von ½ Zitrone,
- ½ TL Honig oder Süßstoff,
- ¼ Melone

1 Portion enthält:
179 kcal
9,0 g Eiweiß
1,4 g Fett
30,9 g Kohlenhydrate
5,9 g Ballaststoffe
0,4 g mF
0,3 g eF
0,5 g gF
2,0 mg Cholesterin

Zubereitungszeit: ohne Kochzeit der Bohnen etwa 15 Minuten

- Die Azuki-Bohnen über Nacht einweichen.
- Am nächsten Tag das Wasser abgießen, die Bohnen spülen und gut mit frischem Wasser bedeckt 1 bis 1 ½ Stunden gar kochen. Etwas abkühlen lassen, dann eventuell vorhandenes Kochwasser abschütten und die Bohnen spülen.
- In einer Schüssel Joghurt, Kardamom, Zitronensaft und Honig mit dem Schneebesen verrühren. Die Bohnen dazumischen.
- Die Melone entkernen, in mittelgroße Würfel schneiden und zu den anderen Zutaten mischen.
- Den Salat ganz erkalten lassen.

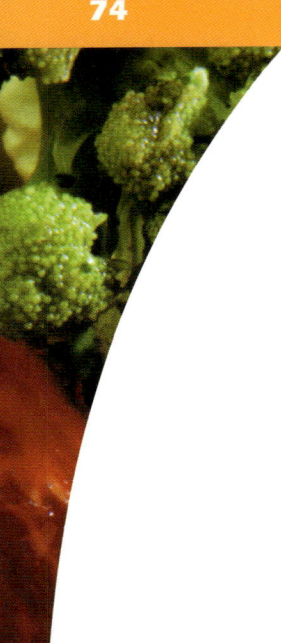

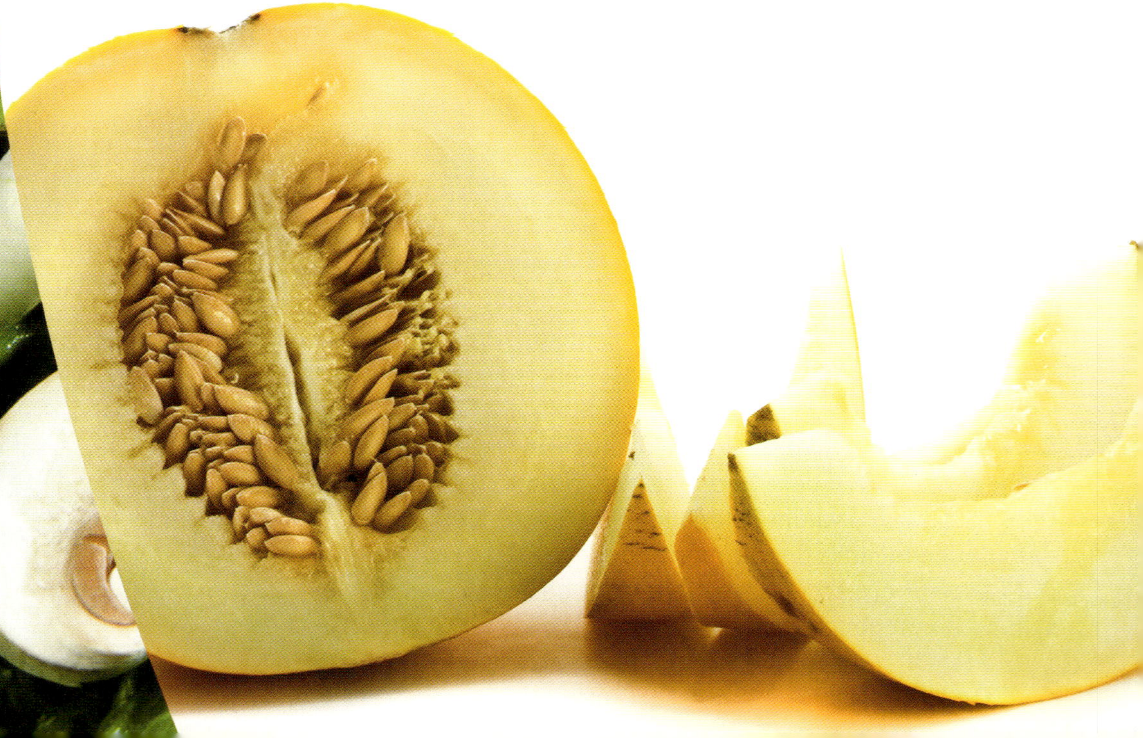

Brokkolisalat

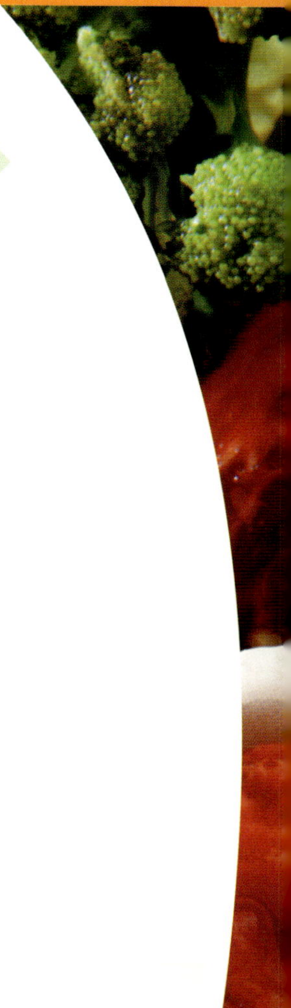

Zutaten für 2 Portionen:

- 300 g Brokkoli,
- 5 Champignons,
- 2 EL Diät-Pflanzenöl oder Rapsöl,
- 2 EL Estragonessig,
- 1 Löffelspitze Senf,
- jodiertes Speisesalz,
- Pfeffer,
- 2 Salatblätter zum Anrichten,
- 1 EL Mandelstifte

Zubereitungszeit: etwa 20 Minuten

- Den Brokkoli putzen und waschen, anschließend in kleine Röschen zerteilen und den Stiel klein schneiden. Etwa 3 Minuten in Salzwasser blanchieren und in Eiswasser abschrecken.
- Champignons putzen, waschen, in Scheiben schneiden und mit 1 TL Diät-Pflanzenöl in einer beschichteten Pfanne rösten.
- Für das Dressing den Essig mit dem restlichen Diät-Pflanzenöl verrühren, mit Senf, Salz und Pfeffer würzen.
- Die Salatzutaten auf einem Teller anrichten, das Dressing darübergeben und mit den gerösteten Mandeln bestreuen.

1 Portion enthält:
130 kcal
5 g Eiweiß
11 g Fett
3 g Kohlenhydrate
4 g Ballaststoffe
6,9 g mF
2,8 g eF
1,3 g gF
0 mg Cholesterin

TIPP

Dazu passt dunkles Vollkornbrot oder auch knuspriges Knäckebrot. Broccoli ist reich an Folsäure.

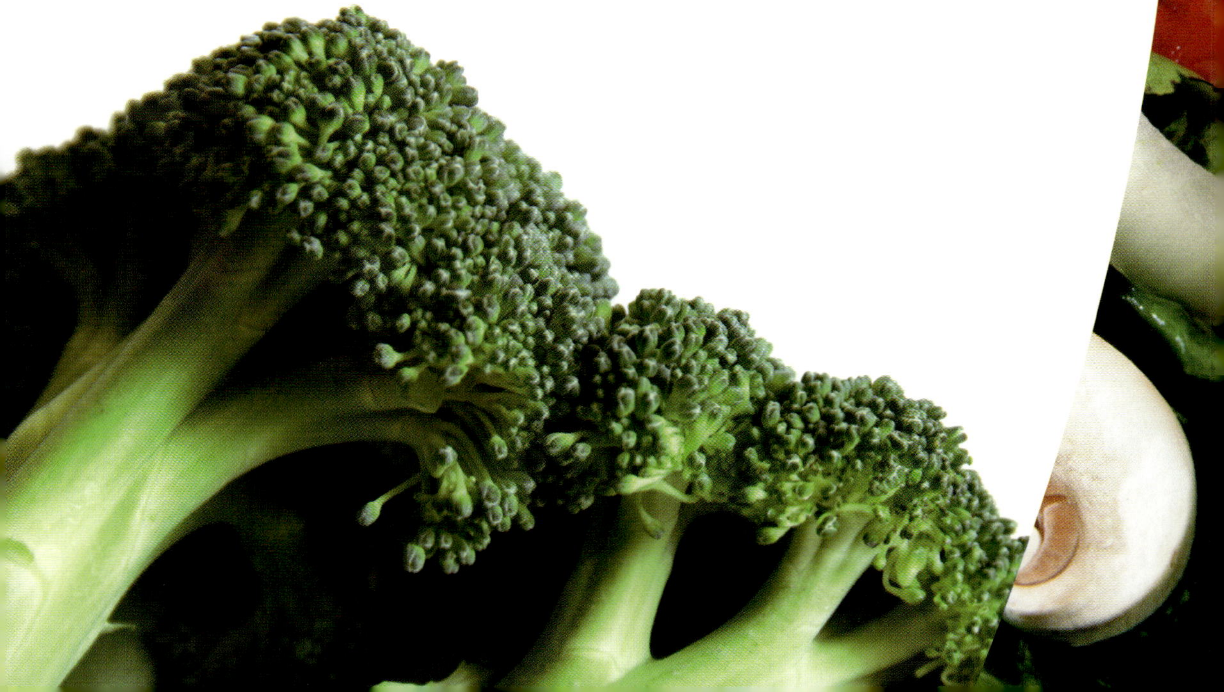

Auberginensalat

Zutaten für 1 Portion:

- 25 g Soisson-Bohnen
  oder weiße Bohnen,
- 100 g Aubergine,
- Jodsalz,
- ½ TL Olivenöl oder Rapsöl,
- 3 grüne Oliven

Für die Sauce:

- 1 kleine Tomate,
  in kleine Stücke geschnitten,
- 2 TL Rotweinessig,
- 1 kleine Knoblauchzehe, gepresst,
- ½ TL Tomatenmark,
- ½ TL Diät-Pflanzenöl oder Rapsöl,
- 1 TL Basilikum, fein gehackt,
- jodiertes Speisesalz,
- Pfeffer,
- einige Tropfen Tabascosauce

1 Portion enthält:
190 kcal
9,7 g Eiweiß
7,4 g Fett
19,7 g Kohlenhydrate
9,8 g Ballaststoffe
3,7 g mF
2,2 g eF
0,9 g gF
0,1 mg Cholesterin

TIPP

Ergibt eine feine
Vorspeise oder
zusammen mit einem
Saisonsalat und Voll-
kornbrot eine leichte
Sommermahlzeit.

Zubereitungszeit: ohne Kochzeit der Bohnen etwa 30 Minuten

- Die Bohnen über Nacht einweichen.
- Am nächsten Tag das Einweichwasser wegschütten
  und die Bohnen mit frischem Wasser etwa 1 Stunde weich
  kochen. Falls noch Kochwasser übrig bleibt, dieses
  ohne Deckel einkochen.
- Inzwischen die Auberginen in 3 cm große Stücke schneiden, in
  eine Schüssel geben, das Salz daruntermischen und
  ½ Stunde ziehen lassen. Trocken tupfen und im Olivenöl
  rundum braun braten.
- Für die Sauce Tomate, Essig, Wein, Knoblauch und Tomatenmark zusammen aufkochen und 15 bis 20 Minuten
  eindicken lassen.
- Mit dem Stabmixer pürieren oder durch ein Sieb streichen.
  Die übrigen Saucenzutaten beifügen.
- Bohnen, Oliven und Auberginen in eine Schüssel geben,
  mit der Sauce übergießen und alles sorgfältig mischen.
  Erkalten lassen.

Sauerkraut-Weißkohl-Salat mit Birne

Zutaten für 1 Portion:

- 30 g Magerquark,
- 1 Messerspitze gemahlener Kümmel,
- 50 g Weißkohl,
- 40 g Birne,
- 30 g Lauch,
- 50 g Sauerkraut,
- jodiertes Speisesalz,
- Zitronensaft,
- 2 Walnusshälften

Zubereitungszeit: etwa 20 Minuten

- Quark mit Kümmel verrühren.
- Weißkohl waschen und grob reißen.
- Birne waschen, schälen und würfelig schneiden.
- Lauch waschen und in feine Streifen schneiden.
- Das Gemüse und die Birne mit dem abgeschmeckten Quark vermischen, mit Salz und Zitronensaft abschmecken und mit Walnusshälften garniert servieren.

1 Portion enthält:

98,7 kcal
7,6 g Eiweiß
2,9 g Fett
9,7 g Kohlenhydrate
5,5 g Ballaststoffe
0,9 g mF
1,2 g eF
0,5 g gF :
0,3 mg Cholesterin

TIPP

Diese Frischkost schmeckt auch mit anderen Obstarten sehr lecker!
Statt Weißkohl können Sie auch Rotkohl verwenden. Frisches Sauerkraut ist wie Kefir, Joghurt oder Brottrunk reich an gesunden Probiotika.

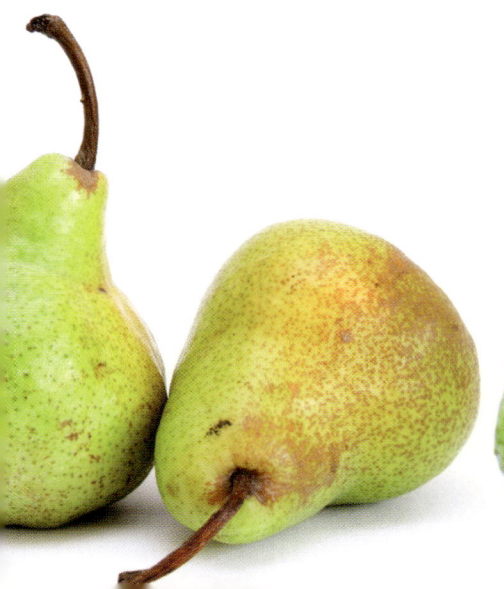
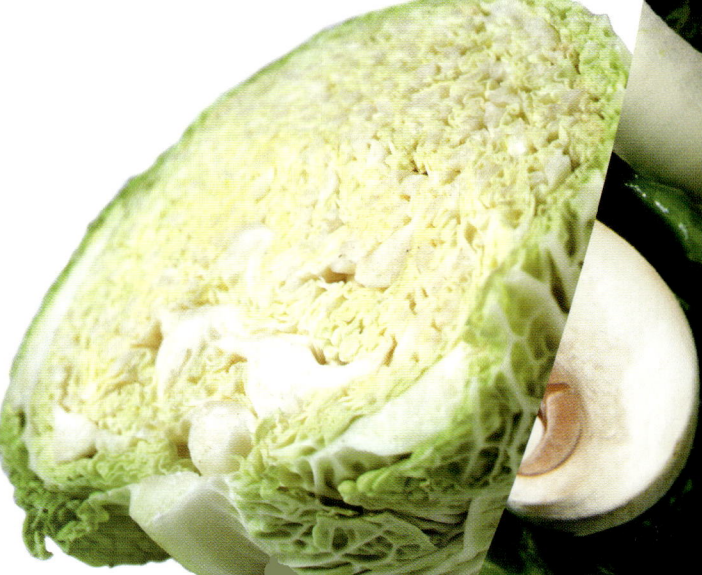

Kichererbsenpaste

Zutaten für 1 Portion:

- 100 g Kichererbsen,
- Wasser,
- Saft einer Zitrone,
- 1 TL Sesamsamen,
- ½ TL Diät-Pflanzenöl oder Rapsöl,
- jodiertes Speisesalz,
- 1 Knoblauchzehe, gepresst,
- 1 Prise Curry

Zubereitungszeit:
ohne Kochzeit 10 Minuten,
mit Kochzeit etwa 70 Minuten

- Die Kichererbsen über Nacht einweichen.
- Am nächsten Tag das Einweichwasser abgießen und durch so viel frisches Wasser ersetzen, dass die Erbsen damit bedeckt sind. Etwa 1 Stunde sehr weich kochen.
- Mit dem Sud durch das Passiergerät drehen oder mit dem Stabmixer pürieren.
- Die übrigen Zutaten zugeben und zu einer Paste verrühren.

1 Portion enthält:
423 kcal
19 g Eiweiß
12,1 g Fett
56,8 g Kohlenhydrate
12,5 g Ballaststoffe
6,6 g mF
2,0 g eF
1,9 g gf
0 mg Cholesterin

 TIPP

Als Aufstrich oder »Dip« mit schwarzen Oliven, Tomatenscheiben und Kräutern garniert servieren, beispielsweise zu rohen Gemüsestücken, Kräckern oder Brot, oder als Beilage auf dem Salatteller. Kichererbsenpaste ist eine echte Ballaststoffbombe. Ballaststoffe sind in der Lage, den Cholesterinspiegel deutlich zu senken.

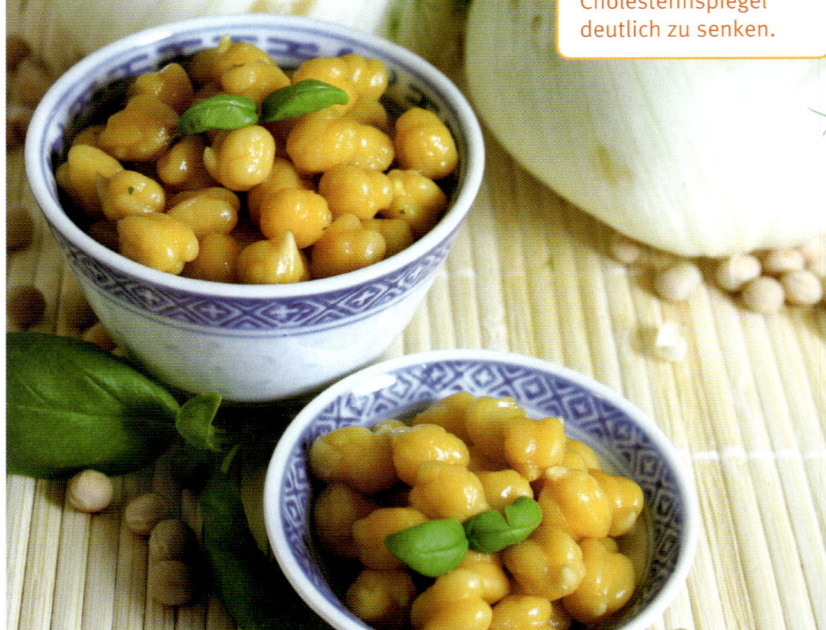

Handkäs' mit Musik

Zutaten für 1 Portion:

- 1 Frühlingszwiebel,
- 50 g Harzer Käse,
- 1 TL Essig,
- 1 TL Wasser,
- 1 TL Diät-Pflanzenöl oder Rapsöl,
- Kümmel,
- Pfeffer,
- 1 Vollkornbrötchen,
- 1 TL Diätmargarine, halbfett,
  z. B. becel pro-activ

1 Portion enthält:
130 kcal
11 g Eiweiß
4 g Fett
17 g Kohlenhydrate
3 g Ballaststoffe
2,5 g mF
0,8 g eF
0,7 g gF
1 mg Cholesterin

TIPP

Harzer Käse ist der fettärmste Käse überhaupt. Er enthält weniger als 1 Gramm Fett auf 100 g. Es gibt ihn mit und ohne Schimmel sowie mit und ohne Kümmel.

Zubereitungszeit: insgesamt 70 Minuten

- Die Frühlingszwiebel putzen und waschen.
- Den Käse und die Frühlingszwiebel in Scheiben schneiden.
- Aus dem Essig, Wasser, Öl, Kümmel und Pfeffer ein Dressing anrühren, über die Käse-Zwiebel-Mischung geben und eine Stunde marinieren lassen.
- Das Brötchen halbieren, mit der Margarine bestreichen und zu dem Harzer essen.

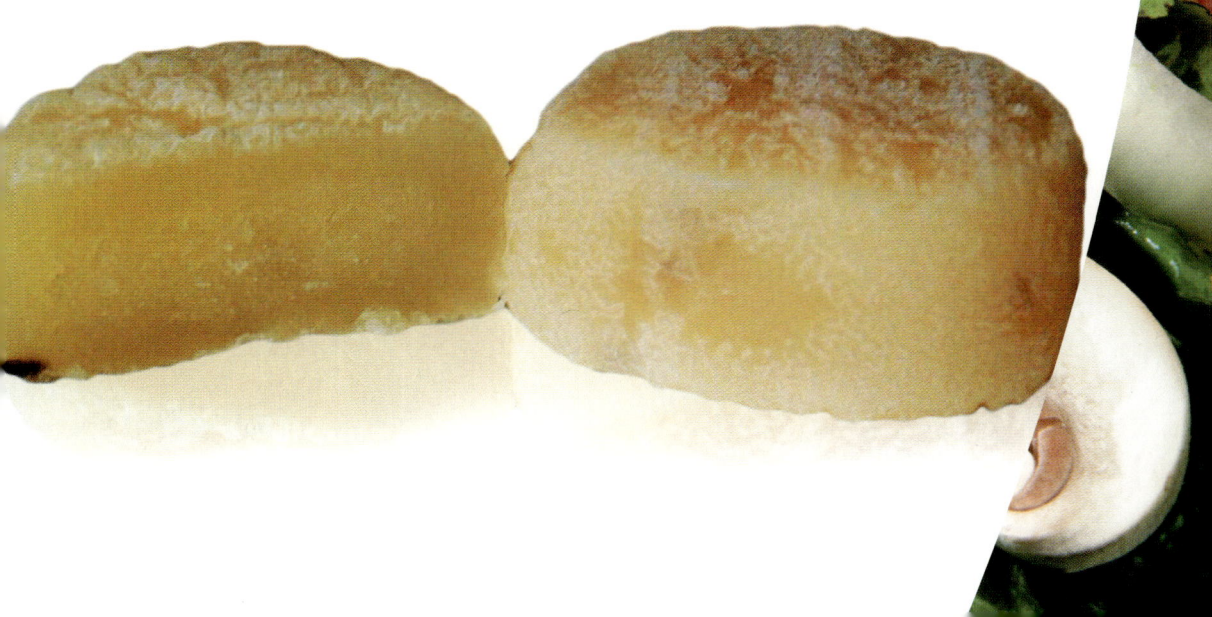

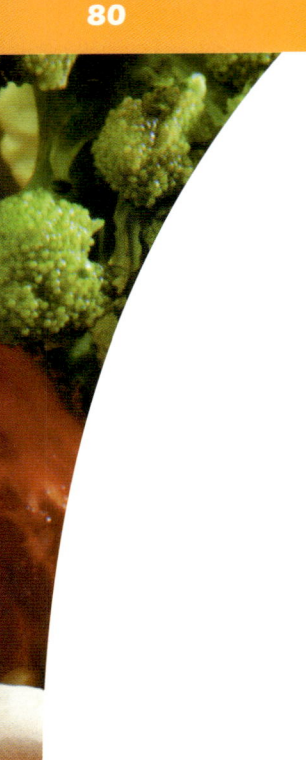

Avocadocreme

Zutaten für 4 Portionen:
- 1 mittelgroße, reife Avocado (etwa 200-250 g),
- 1 EL frischer Zitronensaft,
- 1 TL Diät-Pflanzenöl oder Walnüsse,
- 2 EL saure Sahne,
- frisch gemahlener Pfeffer,
- jodiertes Speisesalz,
- 1 Knoblauchzehe, zerdrückt,
- 2 EL Zwiebeln, feingehackt,
- 1 Spritzer Tabasco

Zubereitungszeit: etwa 15 Minuten
- Avocado halbieren, Kern entfernen, schälen und mit einer Gabel das Fruchtfleisch zerdrücken.
- Die restlichen Zutaten untermischen und zu einer glatten Masse rühren.

1 Portion enthält:
145 kcal
1,5 g Eiweiß
15 g Fett
2,3 g Kohlenhydrate
2,0 g Ballaststoffe
1,9 g mF
9,8 g eF
2,7 g gF
2,8 mg Cholesterin

TIPP
Die Creme sollte erst kurz vor Gebrauch zubereitet werden, da sie sonst braun wird.

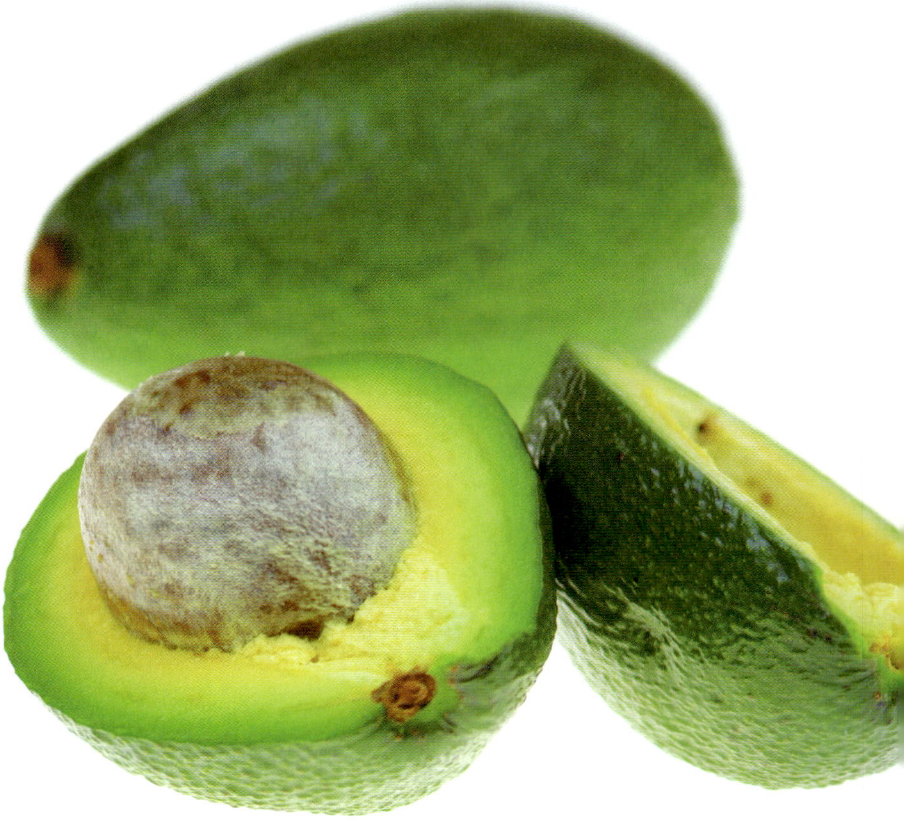

Rote-Linsen-Pâte

Zutaten für 1 Portion:

- 50 g rote Linsen,
- 100 ml Wasser,
- Majoran,
- 1 kleines Lorbeerblatt,
- 1 Gewürznelke,
- 1 kleine gehackte Zwiebel,
- jodiertes Speisesalz,
- 1 TL Sojasauce,
- Rosenpaprika,
- schwarzer Pfeffer aus der Mühle,
- 25 ml saure Sahne (10% Fett)

Zubereitungszeit: etwa 30 Minuten (ohne Kühlzeit)

- Die Linsen waschen und gut abtropfen lassen. Mit dem Wasser, Majoran, Lorbeer, der Gewürznelke und den Zwiebeln in einen Topf geben und 10 bis 15 Minuten ohne Deckel weich kochen.
- Mit den übrigen Zutaten (außer der Sahne) kräftig würzen und nochmals 5 Minuten kochen.
- Lorbeerblatt und Gewürznelke entfernen und die Linsen mit dem Stabmixer pürieren oder durchs Passiergerät drehen.
- Erkalten lassen. Die Sahne unter die Linsen ziehen

1 Portion enthält:
89 kcal
5,0 g Eiweiß
2,8 g Fett
10,4 g Kohlenhydrate
2,4 g Ballaststoffe
0,2 g mF
0,8 g eF
1,6 g gF
9,3 mg Cholesterin

TIPP

Die Pâte kann in einem Schälchen als Aufstrich oder Tunke serviert oder auf flachem Teller angerichtet werden. Dazu passen rohe oder gedämpfte Gemüsestücke und Vollkornkräcker.

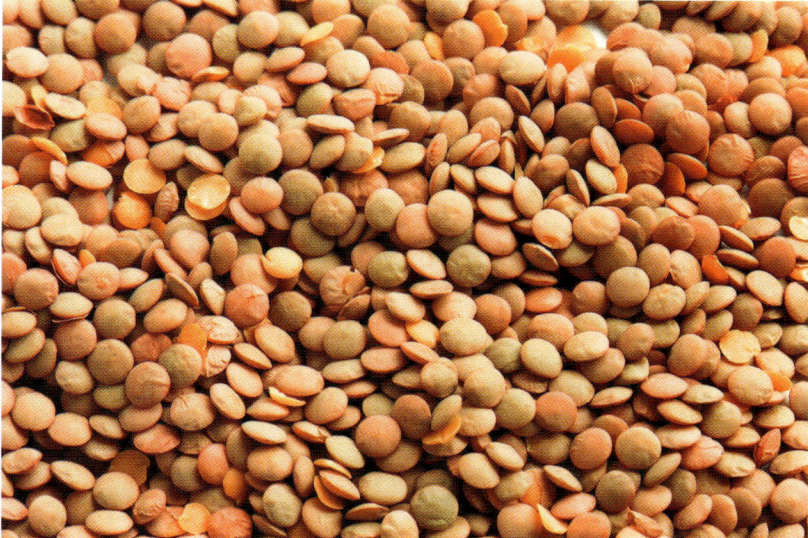

Sprossenaufstrich

Zutaten für 4 Portionen:
- 3 EL Alfalfagrün,
- 2 EL Weizensprossen,
- 1 EL Rettich- oder Senfsprossen,
- 1 Tomate,
- fein gehackte Petersilie,
- 50 g weiche Diätmargarine, halbfett,
- 1 EL Hefeflocken,
- jodiertes Kräutersalz

Zubereitungszeit: etwa 15 Minuten
- Das Alfalfagrün und die Sprossen gut durchspülen und abtropfen lassen.
- Die Tomate waschen und würfeln.
- Die Sprossen mit der Tomate und der Petersilie unter die schaumig gerührte Margarine mischen und mit Hefeflocken und Kräutersalz abschmecken.

1 Portion enthält:
77 kcal
2,2 g Eiweiß
6,2 g Fett
3,2 g Kohlenhydrate
1,2 g Ballaststoffe
2,4 g mF
1,5 g eF
1,9 g gF
0,5 mg Cholesterin

TIPP

Hefeflocken sind vitamin- und mineralstoffreich.

Holsteiner Schinkenschnitte

Zutaten für 1 Portion:
- 1 Scheibe Graubrot,
- 1 TL Diätmargarine, halbfett,
- 2 dünne Scheiben Katenschinken,
- einige Salatgurkenscheiben,
- 1 Radieschen,
- bunter Pfeffer,
- etwas gehackte Petersilie

1 Portion enthält:
140 kcal
7 g Eiweiß
3 g Fett
22 g Kohlenhydrate
2 g Ballaststoffe
1,2 g mF
1,0 g eF
0,8 g gF
10 mg Cholesterin

Zubereitungszeit: etwa 10 Minuten
- Das Brot mit der Margarine bestreichen und den Schinken drauflegen.
- Die Gurkenscheiben auf dem Schinken verteilen und mit klein geschnittenem Radieschen, gemahlenem buntem Pfeffer und der Petersilie dekorieren.

Pfeffermakrele auf Schwarzbrot

Zutaten für 1 Portion:

- 1 Scheibe Schwarzbrot,
- 1 TL Diätmargarine, halbfett,
- 1 Salatblatt,
- 60 g geräucherte Pfeffermakrele,
- etwas gehackter Dill

Zubereitungszeit: etwa 10 Minuten

- Das Brot mit der Margarine bestreichen, zuerst das Salatblatt, dann die Makrele darauflegen.
- Mit gehacktem Dill garnieren.

1 Portion enthält:
225 kcal
15 g Eiweiß
10 g Fett
19 g Kohlenhydrate
4 g Ballaststoffe
3,5 g mF
3,9 g eF
2,6 g gF
47 mg Cholesterin

TIPP

Die Makrele enthält wie Lachs, Hering und Thunfisch reichlich herzgesunde Omega-3-Fettsäuren.

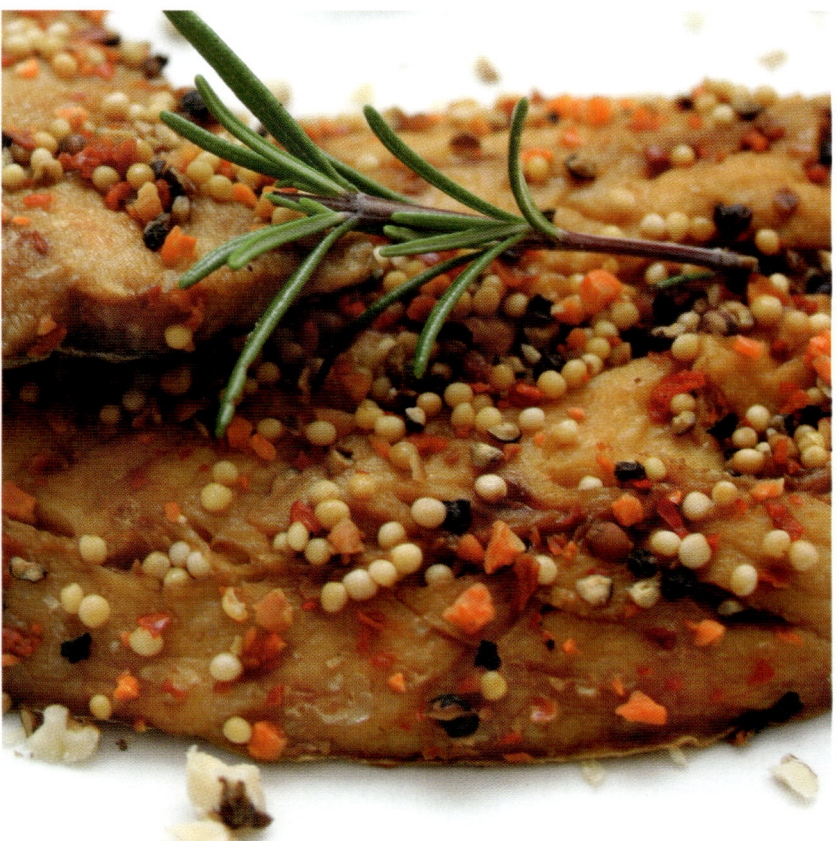

Fenchelgratin mit Kräuterkruste

Zutaten für 2 Portionen:

- 2 Fenchelknollen (je 150 g),
- 125 ml Gemüsebrühe,
- 1 Knoblauchzehe,
- 50 g Zwiebeln,
- 10 g Diät-Pflanzenöl oder Rapsöl,
- 4 Tomaten,
- jodiertes Speisesalz, Pfeffer,
- 1 Bund frische Kräuter,
- Diätmargarine zum Ausfetten,
- 1 EL Weizenvollkornschrot, eingeweicht,
- 25 g geriebener Parmesan,
- Zitronenschale

1 Portion enthält:
217 kcal
16,5 g Eiweiß
10,5 g Fett
13,2 g Kohlenhydrate
10,2 g Ballaststoffe
3,7 g mF
2,5 g eF
3,5 g gF
10,3 mg Cholesterin

Zubereitungszeit: etwa 60 Minuten

- Fenchelknollen putzen, waschen, halbieren und in der Gemüsebrühe bissfest kochen.
- Knoblauchzehe und Zwiebel fein hacken und in Öl anschwitzen.
- Die Tomaten blanchieren, enthäuten, würfeln und zu den Zwiebeln geben.
- Die Sauce salzen und pfeffern, mit einem Teil der gehackten Kräuter würzen, durch leichtes Köcheln auf die Hälfte reduzieren.
- Eine Form mit Diätmargarine ausfetten, die Fenchelknollen hineinlegen und mit der Tomatensauce übergießen. Weizenvollkornschrot mit den restlichen Kräutern, Käse und Zitronenschale vermengen und über den Fenchel verteilen. Mit Margarineflöckchen besetzen.
- Im vorgeheizten Backofen bei 220 °C etwa 15 Minuten gratinieren.

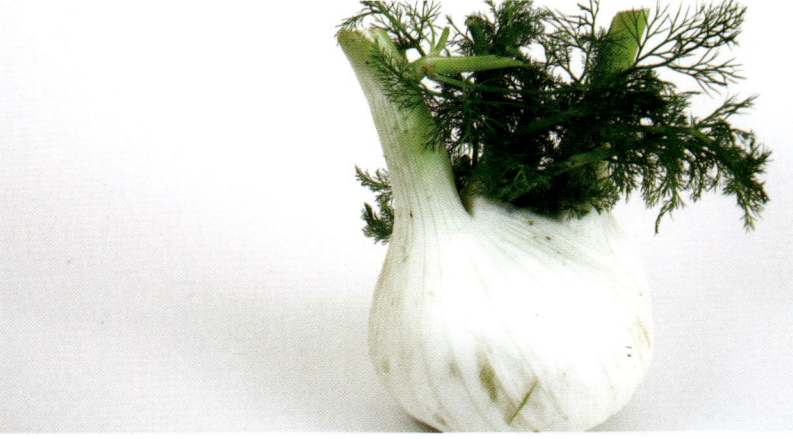

Grünkern-Kohlrouladen

Zutaten für 1 Portion:

- 120 g Möhren,
- 80 ml Gemüsebrühe,
- 40 g Grünkern, mittelgrob geschrotet,
- jodiertes Speisesalz,
- Pfeffer,
- Kümmel,
- Thymian,
- Oregano,
- Basilikum,
- 2 Weißkohlblätter,
- 125 ml Gemüsebrühe,
- ½ EL Weizenvollkornmehl,
- ½ EL Magerquark

1 Portion enthält:
236,5 kcal
10,2 g Eiweiß
1,8 g Fett
43,6 g Kohlenhydrate
11,7 g Ballaststoffe
0,8 g mF
0,2 g eF
0,3 g gF
0,1 mg Cholesterin

Zubereitungszeit: etwa 60 Minuten

- Geschälte Möhren in feine Würfel schneiden oder grob raffeln.
- Gemüsebrühe zum Kochen bringen, Grünkernschrot und Möhrenwürfel einrühren, aufkochen und unter Rühren 5 Minuten köcheln lassen.
- Salz, Pfeffer, Kümmel, Thymian, Oregano und Basilikum zugeben, 10-20 Minuten nachquellen lassen und abschmecken.
- Weißkohlblätter in der Gemüsebrühe blanchieren, mit der Grünkernmasse belegen und aufrollen.
- In eine Auflaufform mit etwas Gemüsebrühe geben und im Backofen bei 180 °C etwa 30 Minuten garen.
- Garflüssigkeit aus der Auflaufform in einen Topf gießen, mit Vollkornmehl verrühren, aufkochen, Quark zugeben und abschmecken. Kohlrouladen mit einer Joghurt-Kräuter-Sauce servieren.

TIPP

Je nach Jahreszeit passt hierzu auch eine Tomaten-, Rote Beete oder Zwiebelsoße. Möhren sind nicht nur reich an cholesterinspiegelsenkenden Ballaststoffe, sondern auch an Beta-Carotin. Dieses Pro-Vitamin wirkt als antioxidant und kann damit das LDL vor der gefährlichen Oxidation schützen.

Süße Köstlichkeiten für zwischendurch

Auch im Rahmen einer herz- und gefäßgesunden Ernährung dürfen Sie sich gelegentlich eine süße Verführung gönnen. Eine leckere Zwischenmahlzeit – beispielsweise ein fruchtiger Apfel-Quark-Auflauf oder eine knusprige Joghurt-Müsli-Schnitte – sorgt für den nötigen Energieschub zwischendurch. Mit wertvoller Diätmargarine zubereitet, sind die süßen Snacks eine Wohltat für Herz und Gefäße. Auch zwischendurch schmecken die Gerichte und Snacks der Anti-Cholesterin-Kur wunderbar. Alle Rezepte sind familiengeeignet und in der Lehrküche ausprobiert.

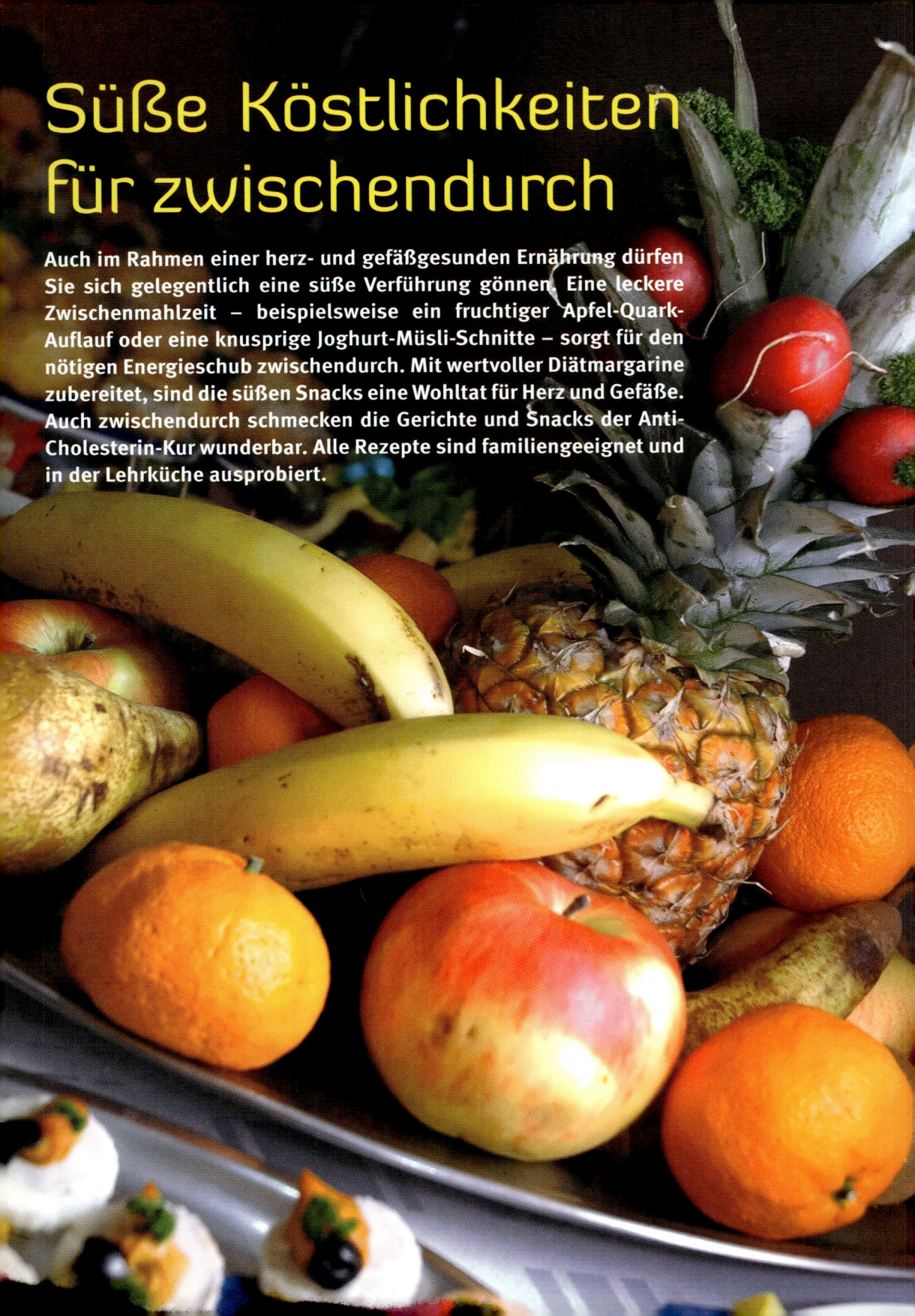

Apfelkuchen mit Guss

Bei 24 Stück pro Stück:
Zutaten für ein Blech:

Teig:
- 175 g kaltes Wasser,
- 25 g Hefe,
- 1 Prise Zucker oder Isomalt,
- 1 TL jodiertes Speisesalz,
- 300 g Weizenvollkornmehl,
- 2 EL lauwarme Diätmargarine

1 Portion enthält:
161 kcal
2,3 g Eiweiß
2,5 g Fett
15,3 g Kohlenhydrate
2,2 g Ballaststoffe
0,8 g mF
0,6 g eF
0,9 g gF
3,9 mg Cholesterin

Belag:
- 250 g saure Sahne (10 % Fett),
- 60 g Zucker oder Süßstoff,
- etwas geriebene Zitronenschale,
- etwas Zimt,
- 900 g Äpfel, entkernt mit Schale,
- Zitronensaft

 TIPP

Wenn Sie unter erhöhten Triglyzeridwerten leiden, sollten Sie für den Guss Süßstoff statt Zucker verwenden.

Zubereitungszeit: etwa 60 Minuten
- Für den Hefeteig Wasser, Hefe, Salz, Zucker (damit die Hefe aufgeht) Mehl und Fett in die Küchenmaschine oder Rührschüssel geben und 8 Minuten kneten. Dann mit einem feuchten Tuch abdecken und an einem warmen Platz 20 Minuten gehen lassen. Das Blech gut einfetten.
- Für den Guss saure Sahne, Zucker, Zitronenschale und Zimt verrühren.
- Den Hefeteig kurz durchkneten und auf die Größe des Blechs ausrollen. Einen kleinen Rand hochziehen.
- Die Äpfel in gleich große Spalten schneiden, diese schuppenförmig auf dem Teig anordnen und mit Zitronensaft beträufeln.
- Den Guss gleichmäßig über die Äpfel verteilen.
- Den Kuchen im vorgeheizten Backofen bei 180-200 °C 45 Minuten backen. Wird die Oberfläche zu dunkel, den Kuchen die letzten 15 Minuten mit Pergamentpapier abdecken. Auf einem Kuchengitter auskühlen lassen und in 24 gleich große Stücke schneiden.

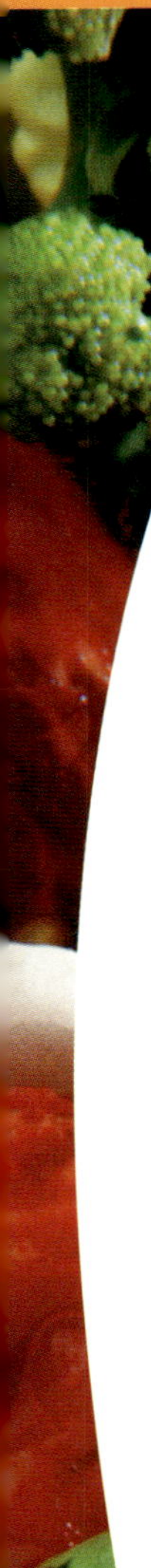

Fruchtwähe

Bei 16 Stück pro Stück:

Zutaten für den Teig:
- 180 g Weizenvollkornmehl,
- 90 g Zucker oder Isomalt,
- 90 g Diätmargarine,
- Zitronenschale,
- jodieres Speisesalz

Für den Belag:
- 750 g Obst, z. B. Äpfel, Birnen oder Zwetschgen,
- 100 g Magerquark,
- 100 ml fettarme Milch,
- Zucker oder Süßstoff nach Belieben,
- etwas Vanillemark,
- 10 g Kartoffelstärke

Zubereitungszeit: etwa 60 Minuten (ohne Kühlzeit)
- Alle Teigzutaten zügig zu einem geschmeidigen Teig verarbeiten, ca. 1 Stunde kühl stellen.
- Teig dünn ausrollen und eine gefettete Kuchenform (28-30 cm ∅) damit belegen. Den Boden mehrmals mit einer Gabel einstechen.
- Obst waschen, entkernen und in feine Schnitze schneiden, gleichmäßig auf dem Kuchenboden verteilen.
- Aus den restlichen Zutaten einen Guss herstellen und diesen über das Obst geben.
- Im vorgeheizten Backofen bei 180 °C ca. 30-40 Minuten auf der untersten Schiene backen.

---

1 Portion enthält:
137 kcal
2,6 g Eiweiß
5,0 g Fett
20,1 g Kohlenhydrate
1,9 g Ballaststoffe
2,5 g mF
1,0 g eF
1,2 g gF
0,5 mg Cholesterin

 TIPP

Wenn Sie unter erhöhten Triglyzeridwerten leiden, sollten Sie den Belag mit Süßstoff statt Zucker essen. Bitte verwenden Sie anstatt Zucker kein Fruchtzucker (Fruktose), da diese den Triglyzeridspiegel noch mehr belastet als Haushaltzucker (Saccharose). Anstatt Zucker können sie neben den Süßstoff auch Sorbit oder Isomalt verwenden. Aber beachten Sie, dass diese Zuckeraustauschstoffe abführend und blähend wirken können, wenn Sie in Übermaß verzehrt werden. Bei Süßstoff ist das nicht der Fall

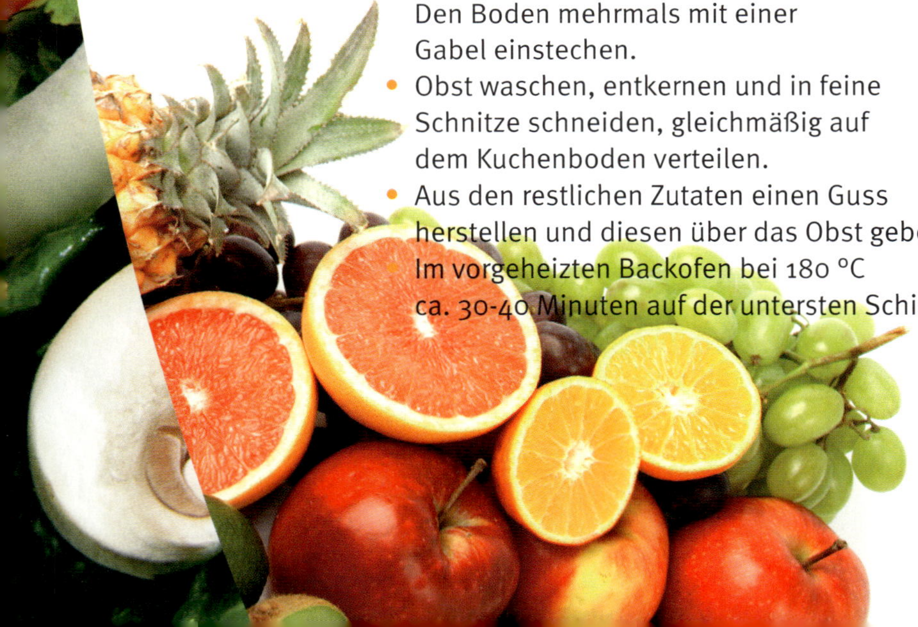

Rübli-Muffins

Zutaten für 12 Stück:

- 100 g Diätmargarine,
- 200 g geraspelte Möhren,
- 50 g Haselnüsse, zur Hälfte gemahlen und geschnitten,
- 1 Ei,
- 150 g brauner Zucker oder Isomalt,
- 375 ml Buttermilch,
- 1 EL Zitronensaft,
- 170 g Weizenmehl,
- 150 g Weizenvollkornmehl,
- 2 TL Backpulver,
- etwas Ingwer,
- Diätmargarine zum Einfetten

Außerdem:

- eine Muffin-Form

1 Portion enthält:
250 kcal
5 g Eiweiß
11 g Fett
33 g Kohlenhydrate
4,3 g Ballaststoffe
4,3 g mF
3,5 g eF
3,2 g gF
19 mg Cholesterin

TIPP

Buttermilch enthält wie das Eidotter und Soja das cholesterinspiegelsenkende Lecithin.

Zubereitungszeit: etwa 60 Minuten

- Diätmargarine schmelzen.
- Karotten schälen, waschen und fein raspeln.
- Einige Haselnüsse in Scheiben schneiden, zum späteren Bestreuen beiseite stellen.
- Das Ei verquirlen, braunen Zucker, flüssige Diätmargarine, Buttermilch, Zitronensaft und Karotten gut vermischen. Mehl, Vollkornmehl, Backpulver, Ingwer und Haselnüsse mischen, hinzufügen und vorsichtig unterheben.
- Die Muffin-Form einfetten, den Teig einfüllen und im vorgeheizten Backofen bei 200 °C auf der mittleren Schiene etwa 35 Minuten backen.
- Muffins noch 5 Minuten ruhen lassen, aus der Form lösen und auf einem Kuchengitter auskühlen lassen. Nach Belieben mit den restlichen Haselnüssen bestreuen.

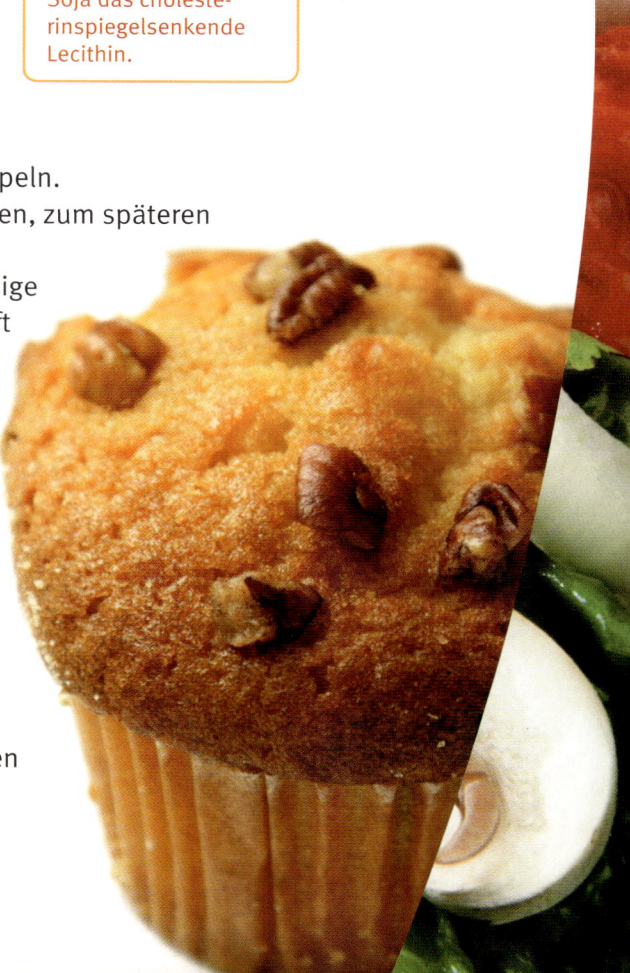

Joghurt-Müsli-Schnitte

Zutaten für 8 Portionen:

- 6 Eier,
- 250 g Puderzucker oder gemahlener Isomalt,
- 100 g Weizenmehl,
- 200 g Weizenvollkornmehl,
- etwas Backpulver,
- etwas Wasser,
- 80 g Müslimischung ohne Zuckerzusatz,
- 500 g fettarmer Joghurt,
- 250 g Heidelbeerjoghurt fettarm,
- 80 g Puderzucker oder gemahlener Isomalt,
- Zitronensaft,
- 8 g Vanillezucker oder Vanillemark mit Süßstoff,
- 20 g Rum,
- 50 g Aprikosenkonfitüre,
- 250 g Sahne,
- 9 Blatt Gelatine

1 Portion enthält:
447,4 kcal
11,6 g Eiweiß
13,5 g Fett
67,5 g Kohlenhydrate
3,3 g Ballaststoffe
1,3 g mF
4,4 g eF
6,5 g gF
163,5 mg Cholesterin

Zubereitungszeit: etwa 90 Minuten

TIPP

Aus Schnitten lassen sich auch Tortenecken zaubern, wenn Sie eine große runde Form zum Backen verwenden.

- Einen Biskuitteig herstellen: Eier trennen, Zucker mit Eigelb schaumig rühren, Schnee schlagen.
  In die Zucker-Eigelb-Masse abwechselnd den Schnee und das Mehl mit etwas Backpulver unterheben.
  Bei Bedarf etwas Wasser zugeben.
- Den Teig auf ein gefettetes, bemehltes Blech streichen und bei 180 °C etwa 15 bis 20 Minuten backen.
- Für die Joghurtmasse: Müsli zum Quellen in den Joghurt einrühren. Anschließend den Joghurt mit dem Zucker und den Geschmackszutaten verrühren.
- Den ausgekühlten Biskuit mit der Konfitüre bestreichen.
- Die Sahne schlagen. Gelatineblätter in etwas Wasser bei niedriger Temperatur auf der Herdplatte auflösen und zuerst mit ein paar Löffeln Joghurt vermengen. Dann erst die ganze Gelatine unter ständigem Rühren unter die Joghurtmasse mischen und die Sahne vorsichtig unterheben.
- Die Masse 10 Minuten abkühlen lassen und anschließend gleichmäßig auf dem Biskuit verteilen.
- Vor dem Servieren die Joghurt-Müsli-Schnitte eine Stunde in den Kühlraum stellen.

Apfel-Quark-Auflauf

Zutaten für 10 Portionen:

- 600 g Äpfel,
- 100 g Zucker oder Süßstoff,
- Zitronensaft,
- etwas Diätmargarine für die Form,
- 500 g Magerquark,
- 60 g Diätmargarine,
- 10 g Rum,
- 4 Eiweiß,
- jodiertes Speisesalz,
- 10 g Hafermark,
- Zimt,
- 15 g Weizenvollkornmehl,
- 20 g Haselnüsse zum Bestreuen

1 Portion enthält:
192,3 kcal
9,1 g Eiweiß
7,7 g Fett
20,7 g Kohlenhydrate
1,6 g Ballaststoffe
4,0 g mF
2,4 g eF
0,9 g gF
0,6 mg Cholesterin

TIPP

Gut dazu passt eine Waldfruchtsauce. Zimt senkt den Blutzucker und die herz-gefäß-schädlichen Blutfette.

Zubereitungszeit: etwa 90 Minuten

- Äpfel schälen, entkernen, waschen und in größere dünnere Scheiben schneiden. Diese mit 2 EL Zucker vermengen, mit Zitronensaft beträufeln und in eine gefettete Auflaufform füllen.
- Magerquark mit Margarine, Rum und Zitronensaft cremig rühren.
- Eiklar mit restlichem Zucker und einer Prise jodiertem Speisesalz zu einem steifen Schnee schlagen, zusammen mit dem Hafermark und dem Mehl unter die Quarkmasse heben.
- Die Masse auf den Äpfeln verteilen, glattstreichen und mit den geriebenen Haselnüssen bestreuen.
- Im vorgeheizten Backofen bei 200 °C etwa 50 Minuten backen.

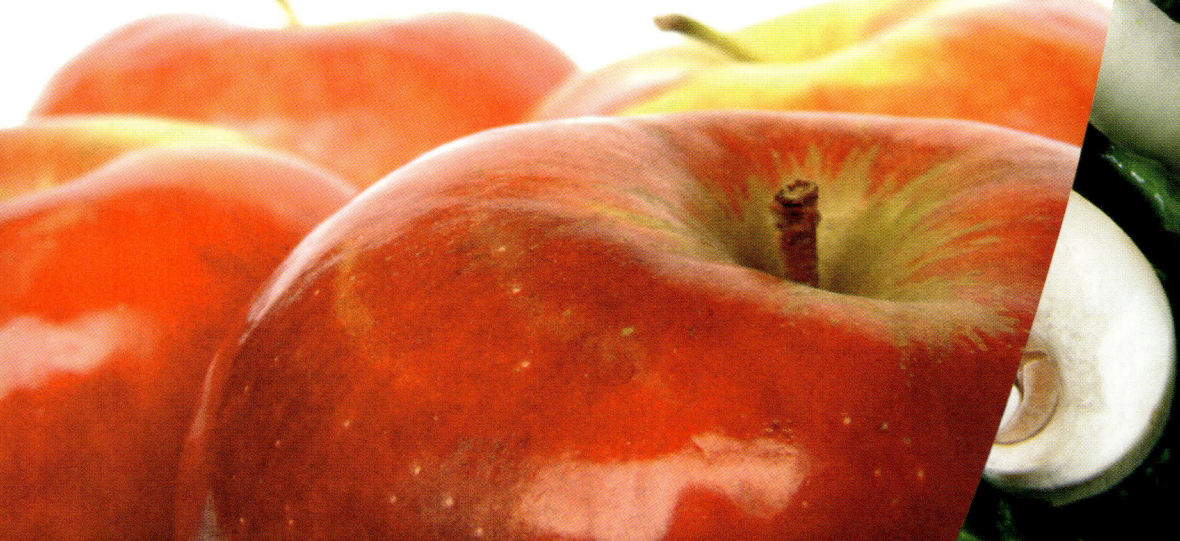

Tropischer Fruchtcocktail

Zutaten für 4 Portionen:

- 400 g frische Erdbeeren,
- 1 Mango (etwa 500 g),
- 3 Kiwis,
- 1 mittelgroße Banane,
- 1 Ananas (etwa 500 g),
- 200 g Johannisbeeren,
- Saft von 1 Zitrone,
- 1 EL Honig oder Süßstoff.

Zubereitungszeit: etwa 30 Minuten

- Erdbeeren putzen, waschen und halbieren.
- Die Mango vom Stielende her mit einem Sparschäler schälen, das Fruchtfleisch rund um den Stein mit einem Messer ablösen und in mundgerechte Stücke schneiden.
- Kiwis schälen, halbieren, den Strunk herausschneiden und in dünne Scheiben schneiden.
- Die Banane schälen und schräg in Scheiben schneiden.
- Von der Ananas oben das Grün und unten eine 2 cm dicke Scheibe abschneiden. Die Ananas aufstellen und die Schale in breiten Streifen abschälen. Verbliebene Schalenteile mit einem Messer entfernen. Die Frucht längs vierteln, die harte Mitte herausschneiden, das Fruchtfleisch würfeln.
- Die Johannisbeeren von den Stielen entfernen und waschen. Das Obst in der Reihenfolge Ananas, Erdbeeren, Banane, Kiwi, Mango in eine runde Schale einschichten, die Johannisbeeren oben platzieren.
- Zitrone mit Honig vermengen und über den Cocktail gießen.

1 Portion enthält:
269 kcal
3,4 g Eiweiß
1,6 g Fett
55,8 g Kohlenhydrate
11,7 g Ballaststoffe
0,6 g mF
0,4 g eF
0,3 g gF
0 mg Cholesterin

 TIPP

Für eine erfrischende Sauce kann auch Joghurt verwendet werden. Wenn Sie unter erhöhten Triglyzeridwerten leiden, sollten Sie Süßstoff anstatt Honig verwenden.

Der Autor

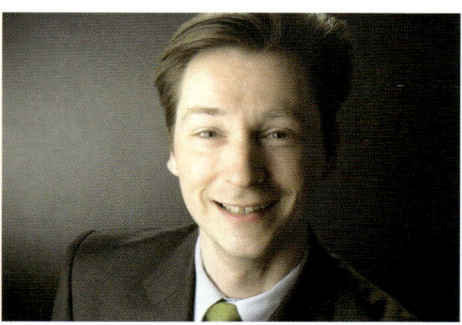

Sven-David Müller wurde am 13. September 1969 in Braunschweig geboren, ist verheiratet und lebt in Weimar an der Lahn in der Nähe von Marburg. Er ist als Diätassistent und Diabetesberater der Deutschen Diabetes Gesellschaft 1. Vorsitzender des Deutschen Kompetenzzentrum Gesundheitsförderung und Diätetik e.V. Er hat nutritive Medizin studiert und mit dem Master of Science in Applied Nutritional Medicine (Angewandte Ernährungsmedizin) abgeschlossen. Momentan promoviert er sich im Bereich Gesundheitsmanagement. Sven-David Müller war zehn Jahre an der Universitätsklinik Aachen tätig und hat sich hier intensiv mit der Beratung und Schulung von Patienten, die unter Stoffwechselstörungen (insbesondere Störungen des Fettstoffwechsels) leiden, befasst. Hier und im Zentrum und der Praxis für Ernährungskommunikation, Diätberatung und Gesundheitspublizistik (ZEK) hat Sven-David Müller mehr als 30.000 Patienten beraten. Vielen Menschen ist er auch aus Funk und Fernsehen bekannt. Im Jahr 2005 wurde Sven-David Müller vom Bundespräsidenten Horst Köhler für seine Leistungen in der Förderung der Volksgesundheit mit dem Bundesverdienstkreuz ausgezeichnet. Die Deutsche Nationalbibliothek verzeichnet 120 Titel von Sven-David Müller. Seine Ernährungsratgeber sind in neun Sprachen erschienen und haben eine Gesamtauflage von mehr als 3,5 Millionen Exemplaren.

Wichtiger Hinweis

Die im Buch veröffentlichten Ratschläge wurden mit größter Sorgfalt vom Verfasser, den Verfasserinnen und vom Verlag erarbeitet und geprüft. Eine Garantie kann jedoch nicht übernommen werden. Ebenso ist eine Haftung der Verfasser bzw. des Verlages und seiner Beauftragten für Personen-, Sach- oder Vermögensschäden ausgeschlossen.

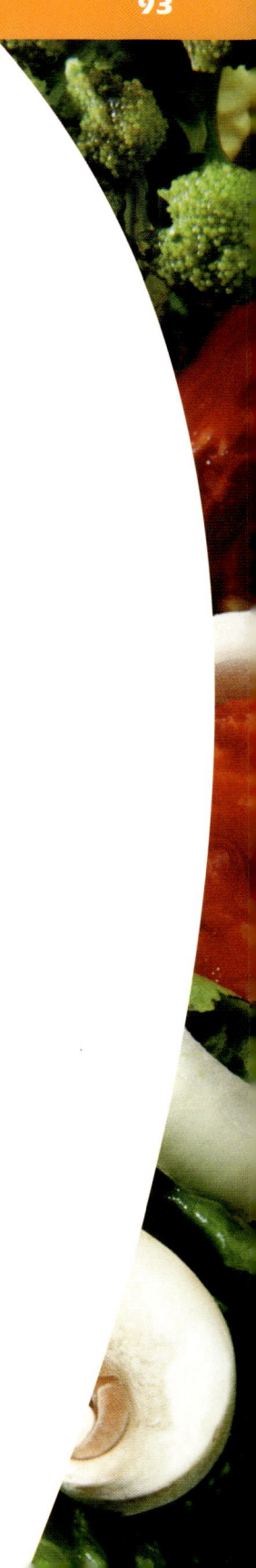

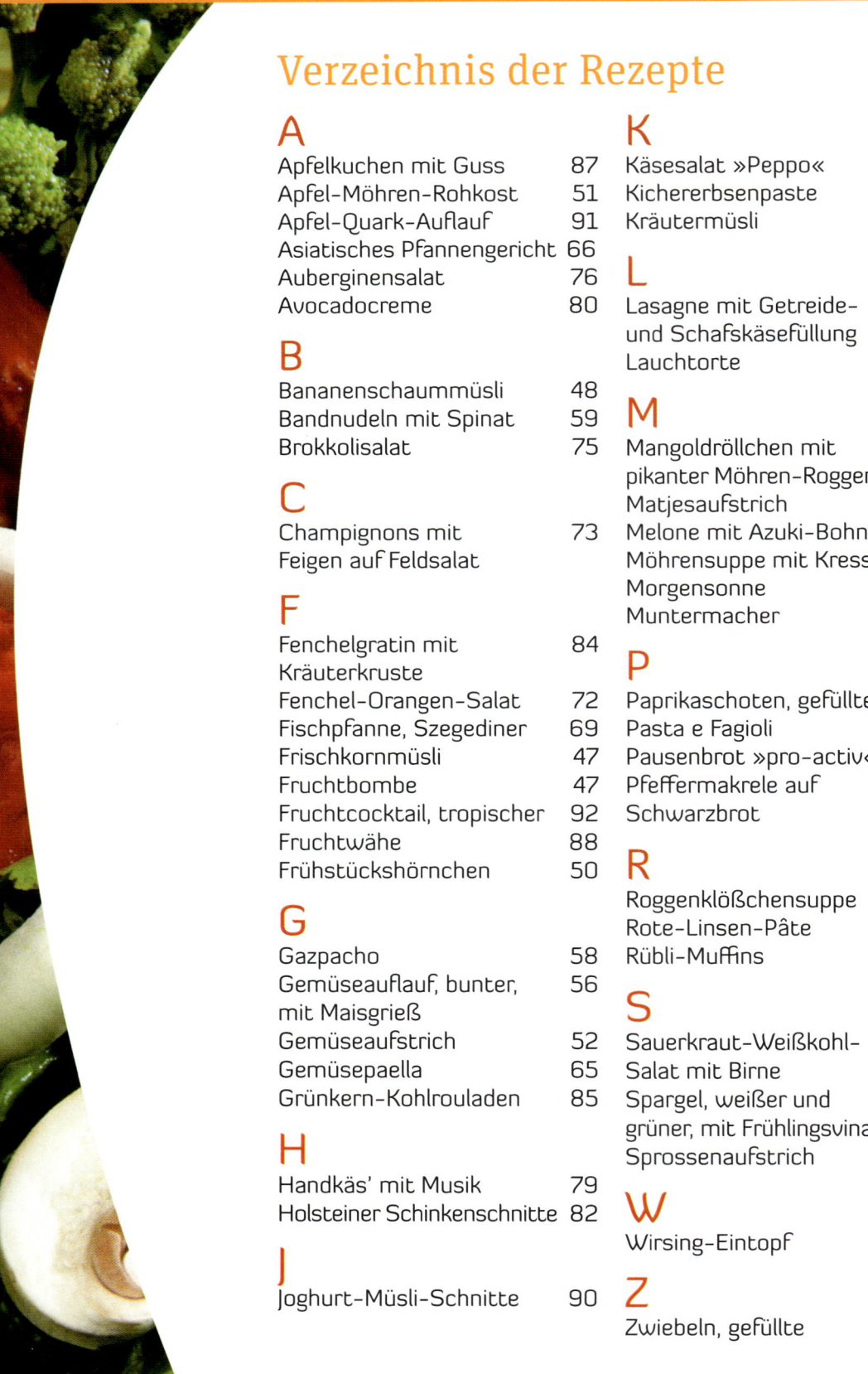

Verzeichnis der Rezepte

Anhang/Service

Hier finden Sie Anschriften verschiedener Institutionen, Firmen und Verbände, an die Sie und Ihre Angehörigen sich wenden können, wenn Sie Fragen zu Ihrem Thema Cholesterin, Cholesterinmessung sowie Herzinfarkt und Co. haben. Bei vielen Organisationen können Sie kostenlos Informationen anfordern. Wir liefern zudem Literaturtipps und informieren Sie über Bücher, die sich mit dem Themenbereich Herz-Kreislauf-Erkrankungen, insbesondere Herzinfarkt und natürlich dem Thema Cholesterin befassen.

Adressen und Infos

**Verband der Diätassistenten -
Deutscher Bundesverband e. V.,**
Susannastr. 13; 45136 Essen
Tel. 0201-94685370;
Fax. 0201-94685380;
Mail: vdd@vdd.de
Internet: http://www.vdd.de
Der VDD e.V. ist der Berufsverband der Diätassistenten.

**Deutsches Kompetenzzentrum
Gesundheitsförderung und Diätetik e.V.**
c/o: Mareike Carlitscheck
Adolphstraße 5; 50679 Köln-Deutz;
www.dkgd.de

NanoRepro AG
*Die Firma NanoRepro AG
vertreibt den CholesterinCHECK.*
Untergasse 8;
35037 Marburg an der Lahn
Tel.: 06421-951449;
info@nano.ag; www.cholesterincheck.com

Zentrum und Praxis für Ernährungskommunikation, Diätberatung und Gesundheitspublizistik (ZEK)
c/o: Sven-David Müller, M.Sc.
Haddamshäuser Weg 4a;
35096 Weimar an der Lahn
diaetmueller@web.de; www.muellerdiaet.de

Deutsche Liga zur Bekämpfung des hohen Blutdruckes e. V. (Hochdruckliga),
Berliner Straße 46; 69120 Heidelberg;
Tel.: (06221) 411774
www.hochdruckliga.de,
hochdruckliga@t-online.de

Folgende Broschüren sind gegen einen Unkostenbeitrag erhältlich:

- Empfehlungen für die Selbstmessung des Blutdrucks
- Hypertonie und Sport
- Übergewicht und Hochdruck
- Alkohol und Bluthochdruck
- Empfehlungen für die Ernährung bei hohem Blutdruck
- Blutdruck-Pass
- »Bluthochdruck - Empfehlungen für Betroffene«
- Druckpunkt - Zeitschrift der Hochdruckliga
- CD-ROM »Bluthochdruck ... da kann ich doch was tun!«

Deutsche Herzstiftung
Vogtstr. 50; 60322 Frankfurt/Main,
Tel.: (0 69) 95 5128-0,
Internet: www.herzstiftung.de,
E-Mail: herzstiftung@compuserve.com

Deutsche Gesellschaft zur Bekämpfung von Fettstoffwechselstörungen und ihren Folgeerkrankungen (Lipid-Liga) e. V.,
Waldklausenweg 20; 81377 München
Tel.: (089) 7191001
www.lipid-liga.de, info@lipid-liga.de

Buchtipps

- Müller, S.-D.: Ernährungsratgeber Herz und Gefäße, Schlütersche Verlagsgesellschaft mbH
- Müller, S.-D.: Das Kalorien-Nährwert-Lexikon, Schlütersche Verlagsgesellschaft mbH
- Müller, S.-D.: Zimt gegen Zucker, Mainz Verlag
- Müller, S.-D.: Die Cholesterin- und Fett-Ampel, TRIAS Verlag
- Müller, S.-D.: Das Abnehm-Kochbuch, Horn Verlag
- Müller. S.-D.: Ernährungsratgeber Cholesterin, Schlütersche Verlagsgesellschaft

Informationen, Tipps und Hilfen gibt es auch im Internet:

www.cholesterincheck.com
(Cholesterin-Informationen, Bestellung CholesterinCHECK)

www.paritaet.org/hochdruckliga
(Bluthochdruck-Informationen)

www.herzstiftung.de
(Herzinfarkt-Informationen)

www.lipid-liga.de
(Informationen zu erhöhten Blutfettwerten)

www.dkgd.de
(Informationen zur gesundheitsbewußten Ernährungsweise)

www.slimcoach.de
(Online-Gewichtsreduktionsprogramm)

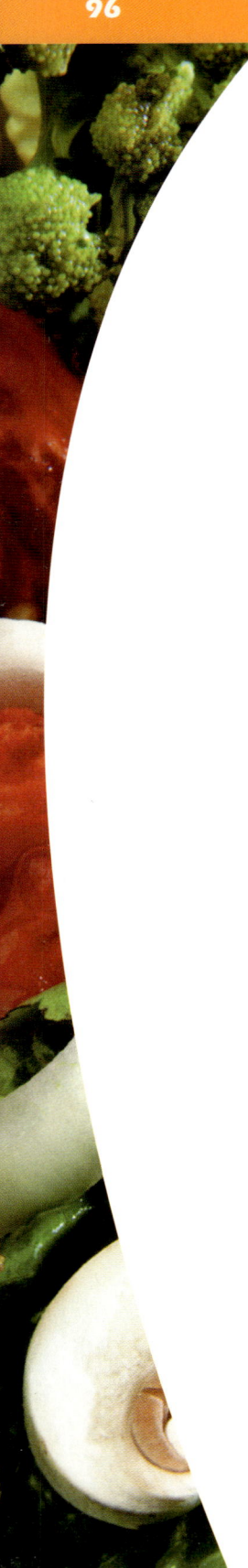

Impressum

Das kaum Cholesterin Kochbuch
© 1. Auflage 2011
Verlagsgruppe Mainz
Süsterfeldstraße 83
52072 Aachen - Deutschland

Tel.: 02 41/87 34 34
Fax: 02 41/87 55 77
www.verlag-mainz.de
info@verlag-mainiz.de

ISBN 978-3-86317-019-6

Herstellung/Satz:

Druck-& Verlagshaus Mainz GmbH
Süsterfeldstraße 83
52072 Aachen - Deutschland

Tel.: 02 41/87 34 34
Fax: 02 41/87 55 77
www.druckereimainz.de

Alle Rechte beim Autor.

gedruckt auf FSC-zertifiziertem Bilderdruckpapier

Ein Teil des Buches basiert auf der ersten Auflage des Titels: „Genussvoll essen nach dem Herzinfarkt"
Autor: Sven-David Müller
unter Mitarbeit von
Klaudia Hörist, Birgit Bahnsen und Birgit Junghans
1. Auflage 2001,
Midena Verlag, München
Weltbild Ratgeber
Verlage GmbH & Co. KG
ISBN: 3-310-00744-8

Bildnachweis

Umschlagfoto:
photoxpress.com/enens

Seite 9:
photoxpress.com/Joseph Dudash
Seite 12:
photoxpress.com/Ilyes Laszlo
Seite 19: photoxpress.com/4enarik
Seite 21: photoxpress.com/Olaru Radian-Alexandru
Seite 45:
photoxpress.com/Xenia1972
Seite 48: photoxpress.com/elnur
Seite 49: photoxpress.com/ Olga Chernetskaya
Seite 50: photoxpress.com/ Susanne Karlsson
Seite 51: photl.com/Studio Cl Art
Seite 53, 54, 65, 78, 83:
photoxpress.com/fooddesign
Seite 55, 57: photl.com
Seite 59:
photoxpress.com/Ramon Grosso
Seite 69: photoxpress.com/leemarusa
Seite 71:
photoxpress.com/aidasonne
Seite 74:
photoxpress.com/PaulPaladin
Seite 75:
photoxpress.com/Ideenkoch
Seite 77:
photoxpress.com/Jakub Cejpek
photoxpress.com/Renata Osinska
Seite 80:
photoxpress.com/Marek Kosmal
Seite 81:
photoxpress.com/Maria Brzostowska
Seite 84:
photoxpress.com/giuseppe porzani
Seite 86:
photoxpress.com/Boris Djuranovic
Seite:89
photoxpress.com/Xavier Marchant
Seite 91: photoxpress.com/.shock

Bibliografische Information der Deutschen Bibliothek
Die Deutsche Bibliothek verzeichnet diese Publikation In der Deutschen Nationalbibliografie; detaillierte bibliografische Daten sind Im Internet über http://dnb.ddb.de abrufbar.